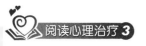
阅读心理治疗 3

习惯铸造人格

邱鸿钟 编著

第二版

Habits
Found Personality

暨南大学出版社
JINAN UNIVERSITY PRESS

中国·广州

图书在版编目（CIP）数据

习惯铸造人格/邱鸿钟编著. —2 版. —广州：暨南大学出版社，
2014.8
（阅读心理治疗）
ISBN 978 – 7 – 5668 – 1079 – 3

Ⅰ.①习…　Ⅱ.①邱…　Ⅲ.①精神疗法—普及读物
Ⅳ.①R749.055 – 49

中国版本图书馆 CIP 数据核字（2014）第 145522 号

出版发行：暨南大学出版社

地　　址：中国广州暨南大学
电　　话：总编室（8620）85221601
　　　　　营销部（8620）85225284　85228291　85228292（邮购）
传　　真：（8620）85221583（办公室）　85223774（营销部）
邮　　编：510630
网　　址：http：//www.jnupress.com　http：//press.jnu.edu.cn

排　　版：广州市天河星辰文化发展部照排中心
印　　刷：深圳市新联美术印刷有限公司

开　　本：890mm×1240mm　1/32
印　　张：4.375
字　　数：112 千
版　　次：2006 年 3 月第 1 版　2014 年 8 月第 2 版
印　　次：2014 年 8 月第 2 次
印　　数：6001—9000 册

定　　价：20.00 元

（暨大版图书如有印装质量问题，请与出版社总编室联系调换）

总　序

　　阅读治疗（bibliotherapy）源于古代，流行于现代。什么叫作阅读治疗？就是指通过阅读文学作品，达到修身养性、建立新的认知、调节情绪、重塑行为模式等目的的一种心理治疗方法。阅读疗法的最大特点是：治疗目的藏而不露，治疗过程潜移默化，治疗方法温文尔雅。

　　阅读治疗，无论是在东方还是西方，都有悠久的发展历史，关于阅读治疗的原理、方法和各家学说广泛见于哲学、文学、艺术和心理学等各种著作之中。为什么文学作品具有改变认知、调节情绪、塑造行为、医治心理障碍的作用呢？这与人是一个符号的动物的本性有关。所谓"心生而言立，言立而文明"，人是唯一通过语言拥有世界的动物；也是一种可以用符号引发情感，用符号开放内心世界，通过语言社会化，对符号崇拜敬畏，用符号互动交流，可以通过符号医治心灵之伤的动物。在人类学家看来，语言等人类文化是人类弥补生物器官不足，适应环境的一种"体外器官"。神话、童话、寓言、诗歌、散文、小说等文学形式在人类历史上各有自己的起源和表达精神世界的不同功能。古人曰："书者，舒也。""诗言志，歌永言。""诗者，持也，持人性情。""言以散郁陶。"可见，文学作品是一种引发欣赏者的认知与情感共鸣的触发剂或媒介。明代哲人王守仁对此就很有体验，他说："凡歌诗，须要整容定气，清朗其声音，均审其节调，

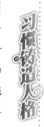

1

毋躁而急，毋荡而嚣，毋馁而慑。久则精神宣畅，心气和平矣。"（《王文成公全书》）可见，作者倾注于作品中的认知和情感，在阅读者或欣赏者的理解、移情和阐释中又被重建出来。

文学即人学和心学：它们透视人生和社会，描写人对自然美的感知和体验，抒发、宣泄和寄托人内心的情志，替代现实生活中未能实现的愿望的满足。清代文人李渔总结了自己的人生经验，说："文字之最豪宕，最风雅，作之最健人脾胃者，莫过填词一种……予生忧患之中，处落魄之境，自幼至长，自长至老，总无一刻舒眉。惟于制曲填词之顷，非但郁借以舒，愠为之解，且尝僭作两间最乐之人，觉富贵荣华，其受用不过如此。未有真境之为所欲为，能出幻境纵横之上者。"（《闲情偶寄》）可见，创作与阅读文学作品是人类满足自己任何愿望和实现任何梦想的一种伟大的发明。

文学作品还具有认知同化和启迪顿悟的作用，以及改造人格的力量。如清代梁启超认为小说具有四种心理作用：其一是熏陶，即人在读小说时，"在不知不觉之间，眼识为之迷漾，而脑筋为之摇扬，而神经为之营注；今日变一二焉，明日变一二焉；刹那刹那，相断相续；久之而此小说制境界，遂入其灵台而据之，成为一特别之原质之种子"（《小说与群治之关系》）；其二是"浸"，即人在读完小说后，往往数日或数旬还不能释怀，或有余恋余悲，或有余快余怒等，这是文学作品的情绪调动作用；其三是激发顿悟，即小说情节或故事像禅宗一样，皆借刺激之力，在刹那间激发人骤觉；其四是超脱提升，读小说者常不自觉地将自己融入情节之中，与书中的主人翁同乐同悲，好似此身已非我有，而入彼界，好似佛法修行一般。

阅读治疗效应的关键在于文本所富含的哲理和人生启迪的意义。优秀的文学作品好比一个好的心理医生，阅读和聆听一篇好的文学作品就好比享受一次清心醒脑的心理咨询。神经心理学的知识告诉我们，阅读过程可以通过精神—神经—内分泌通路引发阅读者的血管收缩和舒张，某些神经递质释放的增加等生理反应，引导阅读者认识自我，鼓舞意志，移情共感，增进对自然和生活的审美情感，帮助释放不良情绪，转移对自身痛苦的注意，从而达到平衡心理、减轻精神痛苦的目的。

根据文学作品的主题和心理治疗的目的，本丛书共分五册，各册主题和内容分别是：

《大自然是一间疗养院》分册首先介绍了阅读疗法的发展源流、基本原理和应用方法，讨论了不同文学体裁的心理效应。因为人是一个复杂的符号动物，所以，阅读疗法是一种最符合人性本质的心理治疗方法。本册阅读材料以自然山水为主题。孔子说："仁者乐山，智者乐水。"对日月、山川大海、风霜雪雨、树木花草、虫鱼鸟兽等自然景物的喜好倾向不仅可以反映人的性格和情感的特点，而且春夏秋冬四季物候更替变化本身就是人类生理和心理自然节奏的本源，大自然的景象和变化有助于身陷自我羁绊的人触类旁通，茅塞顿开。当一个人在面对宇宙自然的时候，最容易触景生情，百感交集。这也许是人生中最真挚的时刻，因为可能此时他才知道人来源于自然，也必将终结于自然，人在自然面前是多么渺小，真的没有哪些可以让人得意忘形的所谓成功和发展的极限。正如《黄帝内经》中云："天之道也，如迎浮云，若视深渊，视深渊尚可测，迎浮云莫知其极。"许多现代人活得浮躁，一味奔劳而不知欣赏，实在辜负造物主馈赠给人类的良药。我相信，欣赏自然、热爱自然、顺应自然是人类进化中形成的健康心理。

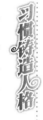

《人生是一首未完成的诗》分册的阅读材料是关于如何面对挫折、逆境和病患，正确认识现实和自我等人生问题的。人虽然是一种动物，却是一种很特别的动物，即一种会不断向自己和别人发问，不断追寻自身存在的意义与目的的动物。尤其在遭受病患或挫折，处于逆境或低谷时，这些发问似乎更加挥之不去。乐观的和洞察人生真谛的作家告诉我们，人生不是一个目的，而是一个有限的过程，即使你能活一百岁，总的人生也不过是 36 000 天或 1 740 000 小时，过完一天就少了一天，就离死亡的日子靠近一点。事实上，无论你的学问多高，官职多大，财产有多丰厚，最后都是带不走的；不管你吃什么，住在哪里，都只是让这有限的生命有一个地方安歇或寄存而已。虽然这个道理并不深奥，可正是一些无止境的欲望和攀比，让许多人自卑、自大，或者是焦虑不安、恐惧或抑郁。如果我们知足常乐，能记住尘世就是唯一的天堂，幸福就是活得有意义的话；如果我们能接受自己的缺陷和不完美，能将自卑作为一种动力，将生活当作体验各种味道的菜肴的话；如果我们能将人生当作一首不断创造和书写历史与意义的诗歌的话，那么，我相信，我们的人生天地就会焕然一新。

《习惯铸造人格》分册的阅读材料是关于如何从日常生活习惯和小事入手来培养人格的。行为主义认为，内在的心理的东西既不好捉摸，也不是实际被展现出来的。因此，行为主义主张放弃心理学的思辨，将心理学解释为行为的科学。行为主义只承认人在结构上的遗传，而否认功能上的遗传；所有复杂的行为都是来自后天的学习和训练。所谓人格，就是一个人生活习惯和反应方式的总和，生活习惯的养成就是人格塑造的过程。参加劳动、与别人聊天、阅读书籍、休闲、养宠物、做家务、散步等习惯和爱好无一不对人的性格带来潜移默化的影响。现代人为什么很忙碌，也许是因为怕闲！因为闲下来无所事事，没有精神寄托，感到没有社会价值，这是一种比丢失财产更伤心的精神丧失，是一种精神的死亡。事实上，如《中庸》中所说："君子之道，费而隐。""道不远人，人之为道而远人，不可以为道。"如果所有孩子的家长明了对子女的教育，培养良好的性格，预防和矫治不良的行为，甚至是心理疾病的矫治、传授做人的方法都不能远离普通的日常生活这个道理，就不会对孩子娇生惯养，就不必等待迟来的心理医生的咨询与治疗。其实，心理医生那里并没有什么灵丹妙药、神仙秘方。所谓"授人以鱼不如授人以渔"，如果我所有的来访者和神经症患者明白了这个带病生存、为所当为的生活疗法的道理，那就彻底开悟，自愈有望了。

《挖掘你的快乐之泉》分册的阅读材料是关于如何理解快乐，如何寻找快乐之法的。虽然追求快乐是潜意识心理活动中铁的规律，但许多有心理问题和患有抑郁症等心理疾病的人都快乐不起来。他们为何快乐不起来？快乐的铁律为何失灵？帮助我们的来访者快乐起来，这也许是所有心理咨询与心理治疗的最终目的。面对人生中不快乐的事，宗教叫人宽恕自己与别人，药物将自己变成病人，而只有心理医生叫你自己审视自己。事实上，是自己不让自己快乐！静心想一想，如果你想要快乐，就没有不能立刻快乐起来的，只是你要找对方向！如果你认为是别人或者是某些刺激事件让你不快乐，那你就是将快乐建立在别人身上或外归因了。六祖慧能对那些修行多年仍然痴迷不悟的信徒说"佛心不二"，真是一语道破天机。佛在自心，不在西方圣地，人只有到自己心里去找快乐，才能找到真乐！那些凡事只往坏处想的人，那些低估正性信息、选择负性关注、以偏概全、不公平地比较、主观推断的人，如果不能意识到正是这些非理性的思维习惯让自己快乐不起来，那他是无药可医的。快乐无定法。快乐是没有条件的，快乐的感觉永远是自己的。快乐的人并不是特别走运，而是他更善于在平凡的生活中发现快乐。尘世乃唯一的快乐天堂。卖菜乐，回忆乐，无知也有不知的轻松，快乐是每一个人天赋的权利，问题在于我们是否能发掘自己的快乐之泉。

《音乐的精神分析》分册的阅读材料是关于音乐演奏和欣赏体验的。音乐是人类发明的另一种用时间展现和用想象思维的语

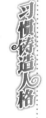

言，有助于表达人不能言语又不能缄默的复杂情感，是治疗情志疾病的最古老的方式。音乐具有动荡血脉、通畅精神、道德感化、促进人际交往和团队精神的社会化等多方面的作用。本册首先介绍了音乐心理治疗思想的源流、音乐治疗的原理、中医音乐治疗等各家学说；其次介绍了一些音乐治疗的故事和接受音乐治疗所获得的身心感悟。《论语·述而》记载，当时的孔子在齐国听到美妙的音乐《韶》之时，竟然"三月不知肉味"，可见音乐的魅力。聆听莫扎特的音乐，流畅抒情，诚挚明朗，充满青春活力；聆听贝多芬的音乐，热情磅礴，充满想象，具有英雄气概；再聆听舒伯特、门德尔松、舒曼、李斯特的音乐，清澈如镜，诗情画意……音乐为人类相思的苦恋建造了一座迷人的伊甸园，为失落的灵魂找到了一座神庙，为孤寂的单身找到了一处呐喊的窗口；音乐可以升华压抑喷发的爱欲，赋予人精神力量，宣泄痛楚的情绪，表达无言的情结，聚积团队的精神。

　　各分册虽相对独立，但我还是建议读者从第一分册读起，先了解阅读疗法的一般知识和方法，再根据自己的实际需要，选择合适的主题深入阅读。如果读者能边读边写心得体会和落实于行动的日记，那将留下一串心理发展的珍贵足迹。

　　俗话说得好：开卷有益，读万卷书，行万里路。人是世界上独一无二的具有阅读能力的生灵。我期待广大读者能将自己的读书体会和行动经验与我分享。笔者永远不变的电子邮箱是：hzqiu@163.com。

邱鸿钟

第二版前言

本丛书于 2006 年出版第一版，一晃就过去整整八个年头了。在这些年间，世界风云变幻，社会变革大潮跌宕起伏，时移俗易，正如唐代诗人韦庄诗曰："但见时光流似箭，岂知天道曲如弓。"虽说世间如此动荡不安，但我很高兴地看到，我们这些凡夫俗子对待文学阅读的热情并没有因此减弱，第一版印刷的丛书早已销售一空，许多在旧书市场也无法淘到宝的读者早就渴望再出第二版。一位不知名的读者在给我的邮件中写道："您的书写得真好！读了《人生是一首未完成的诗》、《习惯铸造人格》之后，我受到很大的触动。我觉得真的很有必要对周围的人或事进行更多的关注，更好地体会生活的情趣和生命的生机。"还有一位读书爱好者在邮件中不无幽默地这样写道："呵呵，我不是一个有心理问题的人，只是偶然的机会在图书馆看到了您的书，它融合了很多哲学的思想和散文的浪漫，阐发了生命的意义与存在的情怀——它是一部好书！"我相信，书的价值体现在市场，书的评价靠读者，阅读疗法的实际疗效由读者说了算！

当然，并不是所有的文学作品都具有心理治疗的作用，只有那些引导人看到光明、洞察人生真谛的优秀作品才具有这个荣耀的资格。这也是我们需要选编本丛书的理由。在这里，我与我的来访者、患者要特别感谢那些为我们写作出优秀作品的作者，尽管我们从未谋面，但你们在作品中表达的某种精神已经成为卫生

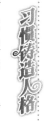

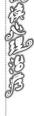

服务市场上交口称赞的良药，这不仅是你们的荣誉，也是我们这个时代患者的幸运。正像民国时代我国有了鲁迅这样的民族大医一样，现代人非常需要有良心善意、脊骨强健、思想纯正、技艺精湛，能医治灵魂顽疾的文学大医！需要扶正祛邪、药到病除、助人自助，令人茅塞顿开的苦口良药！

在历史上，用阅读文学作品或聆听故事等类似的方法医治心理疾病的典型案例不胜枚举，但闻名世界的莫过于《一千零一夜》的故事了。那位聪明的桑鲁佐德姑娘用讲述接龙故事的方法最终治愈了苏丹国王的心理变态。然而，在现代中国，真正将优秀的文学作品变成可以实用的临床心理治疗处方的做法并不多见。我们要特别感谢暨南大学出版社以极大的热诚推行的这套《阅读心理治疗》丛书，这使那些从我的心理诊室离开的来访者终于可以带一些"没有副作用的药"回家了。

知识就是力量，但我们只有通过阅读才能获得知识！

邱鸿钟

农历甲午年二月春分

于羊城白云山鹿鸣湖畔

目　录

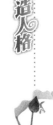

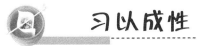

习以成性

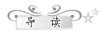
导读

在心理咨询门诊常常遇到一些具有人格边缘障碍、品行障碍、亲子关系不良、情绪失控、无所事事而不愿上学、没有家庭责任感和社会责任感的青少年的个案。面对那些束手无策的父母，我知道他们费了九牛二虎之力才将这些有心理问题的孩子"哄"来医院，就是希望心理医生能替他们向孩子说出他们想说而又不敢说的话，帮助他们纠正孩子的不适当行为。然而，他们很少反思，正是他们对孩子从小点点滴滴的溺爱和纵容，才导致孩子的"恶习"难改；正是因为他们从没有使用过惩罚，孩子才变得如此骄横叛逆；正是他们的包办、代替，才使得孩子如此依赖父母，而对自己的前途从不操心。对一些不容易顿悟的家长，我常推荐他们去向马戏团的驯兽员请教，看看他们如何使用最原始的手段，譬如使用一块食物或一根棍子将原本凶猛的老虎、狮子、大象等野兽驯服成听话的优秀演员。而一些父母却不经意地令自己原本纯朴好动的孩子变得叛逆懒惰，进而抱怨从父母那里得不到自己想要的东西，甚至还向父母举起了杀人的尖刀。这一切人间悲剧都源于家庭生活中错误的教育行为！

行为主义心理学告诉我们，驯兽员成功教育的模式是遵循行为主义规律的，而失败的父母教育则是违背行为主义心理学原则

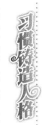

的结果。在行为主义看来，意识和心理等都是难以捉摸的概念，只有人的行为才是可以观察到的现象，教育是否有效果，一看行为便知。如果说成长是个体的精神总貌的话，那么人格就可以理解为个体在生活中呈现出来的行为的总和。人格是一种后天习得的行为习惯。不仅人的说话方式、手势、步态，而且个体的思维方式和情绪反应模式也都是后天学习而来的。行为主义认为，正常心理与变态心理并没有质的区别，而只有量的差异。强迫症、抑郁症、焦虑症和恐惧症等神经症患者对环境的不良反应也是学习而来的。当然，在这里，学习不限于指书本的学习，还包括观察、模仿、耳闻目染的潜移默化等广义的学习和实践过程。

　　然而，人格和行为模式的形成并非一蹴而就，而是日积月累形成的。正如《易经》中说："善不积，不足以成名，恶不积，不足以灭身。"孟子也这样说过："鸡鸣而起，孳孳为善者，舜之徒也；鸡鸣而起，孳孳为利者，跖之徒也。"一些父母正是在不让孩子做家务、包办代替、有求必应等点点滴滴的溺爱中将孩子宠坏的。如果父母明白了孩子不良习惯的形成与自己的教养方式的关系，就应该知道进行心理治疗的如下道理：要改变孩子的不良习惯，首先必须改变自己教养孩子的理念、态度和方式。临床经验证明，与其说孩子难改变，不如说家长更难改变。有一天，一位长期在外出差的父亲带着有网瘾的 20 岁的儿子来到咨询室，声称是他妻子将孩子宠坏了，我问他从外地来医院求诊的这几天是谁帮儿子洗衣服的，他不好意思地说，是他帮孩子洗的。由此可见，这位父亲并没有意识到自己也有宠溺儿子的行为。道不远人，培养人才、教养孩子，并不只是在课室，更重要的是在生活中注意每一个细节。

　　临床上常听到神经症患者使用"我知道……但是……"这种话语方式。事实上，你知道了并不等于你会做；即使你"会做"，也不等于你真的实践了；而即使你实践过，还不等于这已经成为你的习惯。而没有成为一种新习惯的行为，当然就不能算行为真的发生了改变。如果每一个神经症患者都明白这个道理，并且按照医生开出的行为处方持之以恒地实践的话，就绝对不会有克服不了的毛病。

当一个人精神痛苦的时候，常会想到两个问题：一是什么原因造成我的痛苦？二是如何才能不痛苦？关于前者，许多人总以为是别人或环境的因素给自己造成了压力或困扰，而从未意识到正是自己习惯的非理性思维和行为方式给自己造成了困扰；关于后者，大多数人自以为知道应该怎样做，却从没有认真实践，更没有坚持实践。他们总以为心理医生有什么灵丹妙药可以帮助他们在一夜之间消除痛苦，殊不知自己慢慢形成的习惯性思维和行为方式，哪能仅靠药物或别人就能改变呢？只有知行结合，亲自实践，才能改变自己的命运。

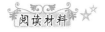

阅读材料

习惯成自然

◎叶圣陶

"习惯成自然"，这句老话很有意思。

我们走路，为什么总是左脚往前，右脚往后，两条胳臂跟着动荡，保持身体的平衡，不会跌倒在地上？我们说话，为什么总是依照心里的意思，先一句，后一句，一直连贯下去，把要说的都说明白了？

因为我们从小习惯了走路，习惯了说话，而且"成自然"了。什么叫作"成自然"？就是不必故意费什么心，仿佛本来就像那样的意思。

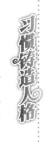

　　走路和说话是我们最常用的两种基本能力。推广开来，无论哪一种能力，要达到了习惯成自然的地步，才算我们有了那种能力。不达到习惯成自然的地步，勉勉强强地做一做，那就算不得我们有了那种能力。如果连勉勉强强做一做也不干，当然更说不上我们有了那种能力了。

　　听人家说，对于样样事物都要仔细观察，才能懂得和明白，心里相信这个话很有道理。这当儿，我们还不是已经有了观察的能力。

　　听人家说，劳动是人人应做的事，一切的生活资料，一切的文明文化，都是从劳动产生出来的，心里相信这个话很有道理。这当儿，我们还不是已经有了劳动的能力。

　　听人家说，读书是充实自己的一个重要法门，书本里包含着古人今人的经验，读书就是向许多古人今人学习，心里相信这个话很有道理。这当儿，我们还不是已经有了读书的能力。

　　听人家说，人必须做个好公民，现在是民主的时代，个个公民尽责守分，才能有个好秩序，成个好局面，自己幸福，大家幸福，心里相信这个话很有道理。这当儿，我们还不是已经有了做好公民的能力。

　　这样说下去是说不完的，就此打住，不再举例。

　　要有观察的能力，必须真个用心去观察；要有劳动的能力，必须真个动手去劳动；要有读书的能力，必须真个把书本打开，认认真真去读；要有做好公民的能力，必须真个把公民应做的一切事认认真真去做。在相信人家的话很有道理的时候，只是个"知"罢了，"知"比"不知"似乎好些，但仅仅是"知"，实际上与"不知"并无两样。到了真个去观察、去劳动……的时候，"知"才渐渐化为我们的习惯，习惯成自然，才是我们的能力。

　　通常说某人能力不强，就是某人没有养成多少习惯的意思。

譬如说张三记忆力不强，就是张三没有把看见的听见的一些事物好好记住的习惯。譬如说李四发表力不强，就是李四没有把自己的思想和感情说出来、写出来的习惯。

习惯养成得越多，那个人的能力就越强。我们做人做事，需要种种的能力，所以最要紧的是养成种种的习惯。

养成习惯，换个说法，就是教育。教育不限于学校，也不限于读书，学校教育只是教育的一部分，读书这件事也只是教育的一部分。我们在学校里受教育，目的在于养成习惯，增强能力。我们离开了学校，仍然要从种种方面受教育，并且要自我教育，目的还是在养成习惯，增强能力。习惯越自然越好，能力越增强越好，孔子一生"学而不厌"，就因为他看透了这个道理。

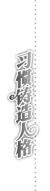

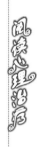

消遣并非小事

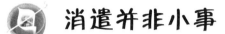

6

　　消遣，在神经症患者看来简直是奢侈或无聊的，因为在他们的头脑里，事业、感情、身体状况、人际关系、自我形象才是生活中最重要的，他们的全部精神能量都集中和消耗在这些自我设置的目标上。他们对心理医生提出的培养一点业余爱好、保持一点生活情趣的建议总是不屑一顾，以为这与解决他们的精神痛苦无关。他们常常强调在自己的"病"治愈之前是无心消遣的。其实，事物发展的因果关系恰恰相反，也许正是因为他们从来没有生活情趣，不会或不愿消遣，才会"患病"的。

　　清代学者梁启超说："趣味是活动的源泉。趣味干竭，活动便跟着停止。好像机器房里没有燃料，发不出蒸汽来，任凭你多大的机器，总要停摆。停摆过后，机器还要生锈，产生许多毒害的物质哩！人类若到了丧失趣味的时候，老实说，便是生活得不耐烦。那人虽然勉强留在世间，也不过是行尸走肉，倘若全个社会如此，那社会便是瘵病的社会，早已被医生宣告死刑。"（《饮冰室文集》卷38）从心理学的角度来看，梁启超的话是有道理的：精神活动原本是遵循快乐原则的，硬要大脑去思索不快乐的事情，它就会以打瞌睡的方式表示反抗和不愿意。孔夫子很早就懂得了这条心理规律在知识学习中的应用，所以他说"知之者不如好之者，好之者不如乐之者"（《论语·雍也》）。可见，以读书学习为趣味是求学者的最高境界。梁启超是以趣味作为人生观的根底的，其实这并非浅薄或幽默，而是对人生真谛感悟的一种深入浅出的表述。仔细想想，临床心理咨询门诊中有一种有趣的现象，不论是"坏男人"或"坏女人"，还是大好人，都很少有来咨询门诊求助的，这是为什么呢？我想比较合理的解释就是，因为这些人都以自己所从事的事为快乐。相比之下，那些心理痛苦的人大体就是勉为其难地从事自己并不真心愿意做的事，说其不乐意说的话，或者不敢做自己想做的事或不敢说想说的话。

保持一点业余爱好和生活情趣并不是小事，而是使自己保持自主性和创造性的一种训练。有生活情趣的人，是具有豁达胸怀和审美眼光的人，是知晓人生意义和懂得运用辩证思维的人，他们是不会患神经症的。

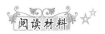
阅读材料

谈消遣

◎朱光潜

消遣就是娱乐，无可消遣当然就是苦闷。世间喜欢消遣的人，无论他们的嗜好如何不同，都有一个共同点，就是他们必都有强旺的生命力，运动家和艺术家如此，嫖客赌徒乃至于烟鬼也是如此。他们的生命力强旺，发泄的需要也就跟着急迫。他们所不同者只在发泄的方式。这有如大水，可以灌田、发电或推动机器，也可以泛滥横流，淹毙人畜草木。同是强旺的生命力，用在运动可以健身，用在艺术可以怡情养性，用在吃喝嫖赌就可以劳民伤财、为非作歹。"浪子回头是个宝"，也就是这个道理。所

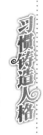

以消遣看来虽似末节，却与民族性格、国家风纪都有密切关系。一个民族兴盛时有一种消遣方式，颓废时又另有一种消遣方式。古希腊罗马在强盛时，人民都喜欢运动、看戏、参加乐会，到颓废时才有些骄奢淫逸的玩意儿如看人兽斗之类。我国古代民间娱乐活动本极多，如音乐、跳舞、驰马、试剑、打猎、钓鱼、斗鸡、走狗等都含有艺术意味和运动意味。后来士大夫阶级偏嗜琴棋书画，虽则高雅，已微嫌侧重艺术，带有几分"颓废"色彩。近来"民族形式"的消遣似只有打麻将、坐茶馆、吃馆子、逛窑子几种。对于这些玩意儿不感兴趣的人们除着做苦工之外，就只有索然枯坐，不能在生活中领略到一点乐趣。我经过几个大学和中学，看见大部分教员和学生终年没有一点消遣，大家都喊着苦闷，可是大家都不肯出点力把生活略加改善，提倡一些高级趣味的娱乐来排遣闲散时光。从消遣一点看，我们可以窥见民族生命力的低降。这是一个很危险的现象。它的原因就在一般人不明了消遣的功用，把它太看轻了。

其实这事并不能看轻。柏拉图计划理想国的政治，主张消遣娱乐都由国法规定。儒家标六艺之教，其中礼、乐、射、御四项都带有消遣娱乐意味，只书、数两项才是工作。孔子谈修养，"居于仁"之后即继以"游于艺"，这足见东西哲人都把消遣娱乐看得很重。梁任公先生有一文讲说消遣，可惜原文不在手边，记得大意是反对消遣浪费时光。他大约有见于近来我国一般消遣方式趣味太低级。但是我们不能因噎废食。精力必须发泄，不发泄于有益身心的运动和艺术，便须发泄于有害身心的打牌、抽烟、喝酒、逛窑子。我们要禁绝有害身心的消遣方式。比如水势须决堤泛滥，你不愿它决诸东方，就必须让它决诸西方，这是有心政治和教育的人们所应趁早注意设法的。要复兴民族，固然有许多大事要做，可是改善民众的消遣娱乐，也未见得就是小事。

宠物是药也是病

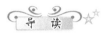
导 读

　　远古人饲养动物起初是为了祭祀，后来是为了满足食物的需求，而如今一些人饲养动物只是为了寻找感情的寄托。金鱼、小鸟、猫和狗等不少动物之所以成为人的宠物，主要是因为它们能满足人们如下两种心理需求：

　　（1）对竞争的恐惧。人类本来是群居的动物，所以才能战胜比自己凶猛得多的动物成为地球的主人。可是，现代社会中人与人之间的竞争越来越激烈，将内心的想法告诉别人就意味着将自己暴露在竞争对手面前，是一种愚不可及的行为。但人的本性是难以严守秘密的，因为人是喜欢用言语表达思想的动物，所以现代社会使人越来越成为一个想言语而又不敢言语的矛盾体，而宠物则成了解决这一问题的药方。凡有竞争恐惧的人都愿意对着宠物喃喃自语，倾诉自己的志向和情绪，而不用担心被别人算计。

　　（2）自爱的孤独。孔夫子说：仁者，爱人。正因为人的本性是爱自己容易，爱别人困难，所以儒家才努力教导人们要将对自己的爱推己及人。心理健康的人，也是乐于助人的人；神经症患者则总是自怜自爱。自闭症、抑郁症等不少心理疾病之所以难以治愈，是因为这些疾病是由不良的人际关系引起的。对于自爱

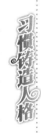

而不愿爱别人或不接受别人关爱的人来说，养宠物也许能帮助他们克服自爱的孤独。

许多人最怕错爱或爱上负心的人，生怕付出了爱却得不到回报，而宠物纯真简单，没有太多的狡诈，不会讨价还价。男人说，养宠物等于多了个可以野一野的哥们儿；女人说，抱只宠物等于拥有了一份爱；丁克一族说，养宠物等于带了一个让你有所牵挂却不用担负责任的孩子；老人说，宠物是一个不会远走高飞、忠实而有耐心、能够终身陪伴你的孩子；小孩子说，宠物是我们最平等的游戏伙伴，在宠物面前我们最率性自然。养宠物者在与动物的嬉戏和交流的过程中情感得到满足，因此，在许多地方，饲养小动物被医生当作医治儿童自闭症、老人孤独症和抑郁症的一种特殊方式。

然而，从某种意义上说，一切心理障碍者对爱的需求远远大于对爱的付出，但也有例外，一些宠物爱好者也可能因此而失去爱同伴的能力。我在一画报上看见这样一幅自以为休闲高雅的摄影作品：被窝里，一条美腿倚靠着一只懒洋洋眯着睡眼的哈巴狗。这是把本该付诸人的情感寄托到了宠物身上。又据报道，广东佛山某女士离异后宁养名贵的宠物狗却拒付10岁儿子的生活费，因而被儿子告上法庭。此事成了宠物畸形爱的一个典型。养宠物好或不好，因人而异，但切莫玩物丧志。

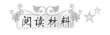

宠物是一种病

◎ 葛红兵

　　宠物是作为人类交往缺乏症患者的治疗形式出现的。现代宠物的繁盛说明现代人中交往缺乏症患者越来越多了。单身女人与猫，单身男子与狗，青年学生与电子宠物鸡，男大款与宠物"金丝雀"，女大款与宠物"小狼狗"，老年人与电视——最廉价因而也是最普遍的宠物……现代社会为每一个人、每一种人都准备了宠物，人们各取所需，各得其所。

　　原始地栖居于大地和天空之下的人是不用宠物的，例如一个农民他就不需要宠物，他天天和他的狗、牛、羊、马待在一起，他们之间不是宠物和豢养者的关系，而是同志的关系。一个农民关心他的狗、牛、羊、马，是因为他将他的狗、牛、羊、马看成狗、牛、羊、马。他知道这些动物在他的生活中的真正的位置，因而他对这些动物的关心是真正的关心。他让他的马强壮善跑，他让他的狗狂暴善吠，他知道这些动物的真正的本性，他训练这些动物就是为了让它们更加强壮、更加符合它们的本性，他与它们共同地以一种真挚合作的方式生活在世界上。而城市里的人们呢？他们给狗结扎，给狗染色，他们通过杂交、选育使狗长得越来越小，使狗越来越温和。经过他们的"爱护"，狗变成了一种痴痴呆呆、装疯卖傻、哗众取宠、胆小如鼠的怪物。它被扎上红头绳，戴上一动就响的铜铃，它除了摇尾乞怜之外就什么都不会了；它忘记了草原，忘记了奔跑，忘记为了维持生存而四处奔波

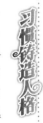

觅食的劳苦；它成天躺在沙发上，它天天洗澡，有客人的时候它会和客人握手，它成了一个"文明人"，它见到肉不会狼吞虎咽，而是相反，它文雅地坐下来，看着那肉，它再看一看它的主人，它等待它的主人给它系上围脖，它等待它的主人拿起餐刀（有一天它也会学会拿筷子吃饭的）。城市里的人们豢养宠物并不是真正地热爱宠物，而是热爱他们自己。一个动物来到他们的手里，就再也不是动物了，动物的本性死亡了，它们实际上已经死亡，留下的只是一具供人玩弄的皮囊。

与宠物交往：为宠物洗澡、梳毛、喂饭，带它上街散步，据说可以培养人的爱心、耐心、恒心、细心、真心，使人修身养性。他们说宠物通人性。人养了宠物，而宠物则反过来养了人的"性"。很难理解宠物所培养的为什么不是宠物性，而变成了一种真正的人性，宠物什么时候做了人性的教育者。我得说用宠物来培养人性纯粹是谎言。一个养宠物的人实际上是在杀死动物，他养一只八十厘米高的马作宠物，如果这只马真的有"人性"的话，它一定会为自己的矮小而万分沮丧，它不会爱它的主人，而应该痛恨它的主人，它被它的主人戕害了。上帝创造了马是让它在草原上奔驰的，只有飞奔，马鬃披上了风的形状，它的鼻孔中喷着热气……这才是真正的马的魅力。而一只养在后花园中的矮种马是最丑陋的。我有个朋友养了一头猪，她小气到请朋友上个厕所都要计较，可是这只小得只有一尺长的微型观赏猪用了她六千元她却毫无怨言，她对这只猪百依百顺，她叫这只可怜的猪"林黛玉"，我真的看不出这只长鼻大耳、四肢细短的东西有什么地方和林黛玉相似。相反，它到处乱拱，到处撒尿，我的这位朋友的家里四处充满了猪尿的骚味。可是我的这位朋友却对此毫不介意，她一边和我说话，一边把"林黛玉"抱在怀里，她摸它的鬃毛，捏它的耳朵，给它搔痒，她还不时地吻它一下。每当"林黛玉"那硕大无朋的嘴唇和她的尖嘴接触在一起时，我的心脏就发颤，我的肠胃就开始搅动，最后我终于忍不住，顾不上跟她告别，拔脚就跑，以致慌乱中辨别错了方向，开错了门，我一头扎进了她家的厕所里。

随着宠物成本的上升，许多城市规定养宠物要像办公司一样地领执照，而一张宠物证有的地方比一个人一年的生活费还贵。这样，宠物与富有联系了起来，宠物成了富有的象征。现在一个贵妇人抱着一条宠物狗在大街上走路的样子要比一个母亲抱着一个婴儿在卧室里踱步还要来得高贵，一个女人有什么理由不抱一条宠物狗而要养一个孩子呢？人们宁可豢养一只宠物而不去生一个小孩。在宠物的面前他们才感到自己的重要，宠物依赖他，需要他喂饭、洗澡，需要他陪着睡觉，宠物完全需要他——在这之中，他们感到了自己被别人需要，他们体验到自己活在这个世界上的必要性，面对他们的宠物，他们仿佛成了世界上最重要的人，他们的自我感得到了肯定。实在说，他们是一群可怜的人，他们无法在竞争又合作、友爱又纷争、依恋又独立、需要又否定……这样的复杂的人际交往中体验自己的重要（存在的价值）。他们只能在他们的宠物身上体验这些，他们对他们的宠物来说才是重要的。我们常常听到这样的声言：不行，我得回家，不然胖胖就会等我，它没有我是不会睡觉的（胖胖是她的宠物猫）。他们到处讲他们的宠物是如何地需要他们，离不开他们，其实是他们自己离不开他们的宠物，离开了他们的宠物，他们到哪里体验自己的价值呢？

人类集体性地养宠物的地方是动物园。——我说动物园是人类集体的宠物园是有道理的，表面上看动物园里的动物似乎是由饲养员养的，而实际上动物园里的动物是人类集体饲养的宠物：人们通过买参观券的方式，为他们"寄养"在动物园里的"宠物"提供经费，"集体豢养"是动物园的本质。人们只不过是将他们的宠物寄养在动物园里罢了，对于大多数人来说，他们太忙

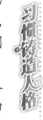

了，他们没有时间天天和他们的宠物待在一起，他们只能定期去看一看它们，定期为它们送去经费。在这个世界上，一生都没有去过动物园的人是很少的，因而我敢说，我们人类，几乎每一个人都参与了豢养宠物的行动，区别只是在于，有的人将宠物养在自己的家里，而有的人将他们的宠物寄养在动物园里。

让我们看一看我们集体饲养的宠物们的处境。动物们被关在动物园肮脏而又潮湿的笼子里，它们失去了自由，也失去了活力，除了睡觉、吃饭、在狭窄的牢房里转圈，它们什么也干不了。我曾经参观过南方一个有名的大动物园，那是一个大夏天，天气格外炎热，管理员为了防止大象进屋（这样参观者就不能很好地看到它了），将屋舍的门给关上了。那只可怜的大象蜷缩在一棵小树稀薄的树荫中，尽管它已经用尽了力气蜷缩它的身体，可是它的身体还是有一大块露在炎日的下面。它昏暗的眼睛呆呆地失神而笼统地望着游客，两脚像是定住了一样，它的身子久久都一动不动。我的身边有一个小女孩问她的母亲：妈妈，大象为什么一动不动？她的母亲回答：因为它很懒。小女孩接着说：那它也一定很笨，站在太阳里不动，它一定是笨得可以了。——人类就是这样，将"动物"变成"宠物"，逼着它们被人观赏，却还要说它们懒，说它们笨。

人类的荒唐在他们面对宠物时表现得最充分。当他们认为老虎是他们的宠物时，他们就将老虎从森林中捕捉出来，把它们放在一个巨大的园子里，他们认为这样做是"保护动物"，他们就是"动物保护主义者"了。他们为了保护"动物"，他们就将活牛或者活羊投入到这园子中，让老虎撕碎它们，吃掉它们。他们为他们的老虎考虑得极为周到，他们怕他们的老虎吃宰杀好的牛、羊，久而久之会失去野性，就特地培育活牛、活羊来喂养它们。人们从各地来到这里，他们来看他们豢养的老虎，他们合伙出钱，买一只活牛送给他们的宠物老虎，他们津津有味地看着他们的老虎撕开牛的喉咙，看着牛在老虎的锋利的牙齿下哀鸣，看着牛的血在老虎的爪子底下汩汩流淌，他们体验到无边的欢畅，然后他们带着一份饲养宠物的满足感回家了。以前，我一直不明白人类怎么可能在保护动物这样的事情上表现得如此自相矛盾，难道保护老虎就不用保护牛了吗？老虎是动物牛就不是动物了吗？

后来，我终于明白了，动物保护主义者所要保护的并不是真正的动物，他们要保护的其实是他们的宠物而已。当他们将老虎视作自己的宠物时，牛自然就只能充当牺牲品了，而有一天牛成了他们的宠物，说不定老虎就会成为牛的牺牲品（如果牛要求吃肉的话，他们也会将老虎奉献给它的）。

所以，我得说，豢养宠物实际上体现了人类最最阴暗的人格面，在宠物面前人类暴露的东西有：自私、言不由衷、交际缺乏（人情冷漠）、自相矛盾、虚荣、冷酷……宠物发掘的不是人类的人性面，相反是人类的兽性面。

将你的宠物交还给大自然，让大自然的法则决定你的宠物的生存，让它恢复它的动物性，让我们和上帝安排好的人类和动物的秩序安然相处。

让我们真正地爱动物而不是宠物。

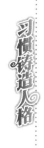

休闲，
一种必要的生命存在方式

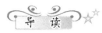 **导 读** ★

　　如果说时间是人类生命的存在方式的话，那就可以将一个人的时间一分为三，即除去工作时间之外，还有消费的时间（包括精神享受或物质享受的时间）及闲暇、休息、睡眠和聊天的时间。人类学家通过调查发现，在不同的社会和历史时期，人们对待时间的态度和采取的生活方式都是极不一样的。发达国家的人花在生产上和消费上的时间通常要比原始部落的人更多。尽管由于平均寿命的延长、退休年龄的提前以及各行业体力劳动强度的降低，社会的自由时间总量持续增加，但现代社会中大多数人的生活却更匆忙了，他们总是抱怨"太忙了"，不少人感到一种类似食物饥渴的"时间饥渴"。可见，物质的丰富并不一定会带来生活质量的提高。

　　现代人普遍具有的这种忙碌、烦躁或空虚的感觉无不与现代社会的时间价值观有着密切的关系。现代社会几乎将全部智慧都集中在研究如何提高工作效率，集中在鼓励人们只争朝夕、努力工作、积极向上，而将睡懒觉、闲聊、逛街、养鸟、种花、钓鱼、长时间看电视等视为没有出息的坏习惯，把喝茶、朋友聚餐看作浪费时间的行为。

人真的就只需要工作吗？休闲就是浪费时间吗？休闲只是工作的补充吗？就在发展中国家大多数人还在为一日三餐而努力工作时，发达国家的学者们已经在大兴研究休闲学了。

美国成立了国家休闲研究院，休闲教育已经进入了大学课堂，休闲哲学、休闲行为学、休闲服务和组织、休闲与未来已经成为世界发达国家的显学，[①] 休闲也成了一种政府关注、组织参与的新兴服务性产业。

当休闲成为人们关注的焦点时，何为休闲就会引起热烈的讨论。有人从时间的角度来定义，认为休闲就是"在生存问题解决以后剩下来的时间"或在"非赢利的自由时间"内做自己想做的事情；有人从社会活动的角度来定义，认为休闲就是"轻松愉快地消磨时光"；有人从生存方式的角度来定义，认为休闲就是"不需要考虑生存问题的心无羁绊的状况"或"一种优雅的存在状况"；有人从心态的角度来定义，认为休闲是一种发自内心的、以自身为目的去发现生活意义的、可以带来"畅"（flow）体验的活动。所谓"畅"，就是想做一件事就专心去做而不需要其他原因，并因全身心地陶醉其中而使自我意识消失甚至意识不到时间的存在的一种自我满足感与愉悦感。真可谓"仁者见仁，智者见智"。现任美国宾夕法尼亚州立大学健康与人类发展研究院休闲研究系教授杰弗瑞·戈比给休闲下了一个比较学究式的定义："休闲是从文化环境和物质环境的外在压力中解脱出来的一种相对自由的生活，它使个体能够以自己喜爱的、本能地感到有价值的方式，在内心之爱的驱动下行动，并为信仰提供一个基础。"

不管你对休闲的态度如何，无可否认的是休闲不仅伴随人类的整个发展历史，而且贯穿人的整个生命过程。旅游观光、体育

---

① ［美］杰弗瑞·戈比著，康筝译：《你生命中的休闲》，昆明：云南人民出版社 2000 年版。

游戏、从事艺术与看电视等五花八门的休闲方式丰富着人类的生活。从心理卫生的角度来看，好的休闲方式具有减轻心理压力、释放心理压抑、提高生活热情和自信心等重要的心理保健作用，而赌博酗酒、色情按摩等不良的休闲方式则可能导致成瘾等病理性的心理状况。

能积极主动参与休闲活动，被认为是一个人具有热爱生活、欣赏生活的能力，是心理健康的表现。要具备这种能力，首先就必须树立新的休闲意义观，实现从时间的消磨到探索生活内涵意义的休闲观的转变。其实，人类的一切忙碌都是为了未来的休闲，今天的辛苦都是为了明天的舒适。工作和休闲是人生缺一不可的要素或过程。其次，我们应该学会怎样分配时间和利用自由时间，学习休闲的技巧与方法，特别是提高发现新休闲方式的能力。事实上，休闲并不一定要花钱，也不一定要去高消费的场所。例如，男人在杂物房里或工具箱里翻翻也许永无用处却又舍不得丢弃的宝贝，女人在衣柜旁享受边翻边试穿衣服时的甜蜜，都是生活中常见的休闲细节。只要你热爱生活，工作也许会变成休闲，而休闲也将成为工作。

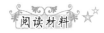

浮生半日闲

◎ 琦　君

忙碌的现代人，无不叹闲暇不易得，于是也格外怀念当年农村社会的悠闲岁月。莫说是讲究冲和气象的中国人，就是西方中年以上的人们，亦无不深深怀念着过去的好时光（good old days）。我学习英文时，读到一篇好文章，题目叫作"Puttering"，照字面解释是漫无目的地摸摸这样，碰碰那样，让时间闲闲地溜走，心也闲闲地一无挂碍。我想在英文中还有"carefree"这个词，可以描写这种心境，这正是我国诗人"水流心不竞，云在意俱迟"的境界。在那篇文章里，作者以幽默中微带感伤的口吻，描述老一辈的人在 puttering 中所得的情趣——男人们一个大半天蹲在隐蔽的车库里，为找一枚螺丝钉，抖出盛得满满零件的铁罐子，不由得随手翻弄着一些永无用处但又舍不得丢弃的小东西，不计算时间过去了多少；女人们则为找一粒纽扣，把满满的针线盒子倾倒在桌面上，花上几个钟头去翻弄其中的"宝藏"，因而逗起无穷的甜蜜回忆。至于是否能找到要找的螺丝钉或纽扣，实在无关紧要，快乐的就是那一番摸摸、玩玩。作者强调地说，漫无目的地摸摸、玩玩所产生的是一种"怡然自得感"，也是灵性上的一份"陶醉"，使你忘却一日生活的烦恼与紧张。他更以神往之笔，描绘雨打风吹的秋日午后，老屋的角楼是一所房子中最接近天堂的地方。坐在一口旧箱子上，什么都不用力去看，是艺术的最高意境。我觉得这位作者，对闲话情操的体认，颇近乎我国诗人陶渊明。陶靖节的东篱采菊，正是一种"漫无目的"的闲散动作，南山"悠然"地出现在他面前，他又何曾用力去看。他这种心境，和李白对敬亭山"相看两不厌"的心境全然不同。李白是"群鸟高飞尽，孤云独去闲"的孤绝感，陶靖节则是"云无心以出岫，鸟倦飞而知还"的悠然自得感。所以他才能"晨兴理荒秽，带月荷锄归"，顺应自然，享尽田园之乐。

我不能不慨然今日匆忙生活之不能自主，谁还有闲情逸致为一枚螺丝钉或一粒纽扣，打开古老的盒子寻寻觅觅呢？悠闲的时代永远过去了。再过多少年后，乘超音速陆地行车，也许还嫌太慢。人活着似乎只为抢时间，可是把时间抢下来又何曾好好地过呢？我好怀念小时候在家乡的闲荡日子。漫步在田埂上，自然而然会让路给吃草的黄牛；走在高低不平的卵石大街上，一路都有

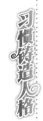

人笑眯眯地喊我的乳名。那时，做梦也不会想到，世界上将会出现惊心动魄的斑马线、红绿灯，争先恐后、狂呼怒吼的摩托车，夹住鼻尖或脚后跟的汽车门，冷若冰霜的车掌小姐。那时的人情是多么温暖，天地是多么辽阔，时间是多么富裕啊。父亲策枚散步在亭亭的麦浪中，遇到荷锄的农夫，就可与他们聊上半天。他用竹签剔兰花叶上的黑斑，常常忘了吃午饭的时间。坐在书堆里，翻翻这本，摸摸那本，嘴里哼着比昆腔还特别的调子，就可耗上一整天。记得那时全个村庄，只有我家老屋大堂正中挂有一口自鸣钟，而钟摆常常是停止摆动的，即使有时发出"滴答滴答"之音，指针所指的时间也和长工们的作息毫无关系。他们只看日头的高低，听公鸡的啼声，就知道是什么时辰。该下田了，该送接力（故乡的土话，点心之意）了，该收工了。那时候，没有气温表、温度计，更没有电台电视的气象预报。可是母亲一清早起来，抬头看天色，嘴里便念念有词："早上云黄，没水煎糖。晚上云黄，大水没池塘。"她十之八九都说对了。长工们看太阳月亮的光晕，看云脚的长短，就知道要刮风了，要下雨了。他们都是大自然教导出来的科学家、预言家。他们也是最懂得生活的诗人。在忙月里，他们胼手胝足，却是口哼小调，面带笑容；闲月里，他们嚼着自己种的花生和胡豆，下象棋、钓鱼，也是口哼着小调，面带笑容。他们从来没有和时间赛过跑，可是从日出到日落，他们都在工作中，他们也都在游憩中。

至于像前文所引述那样的 puttering 的情趣，我的外公，我的母亲，就十足地在时时享受着。我外公有一只八宝箱，是他自己用洋油箱装钉而成的。六十多岁的老人，一双毫不颤抖而且灵巧的手，敲敲打打，做成合适的盖子，钉上锁鼻子，漆上防锈的"金漆"，就成了他储藏各种心爱什物的小箱子。一家人里，只有我有权利翻箱倒箧。那些医书、相书、破毛笔、半截墨、泥土里挖出来的竹根、破碗片，是我毫无兴趣的，我最喜欢的是那只福建漆的茶叶盒子，那里面有舅舅小时候挂的银锁链、帽檐上拆下来的彭祖公公、舅舅玩过的长了锈的铜钱、他写的人手足刀尺大字，他读过的三字经和有图画的二十四孝。舅舅在三十岁因疟疾不治去世了，因此外公决心下苦功看医书，看了二十多年医书，边学医、边看病，真的就成了地方上的好医生。外公讲起舅舅来就仿佛舅舅端张矮凳坐在他身边似的。外公总是边讲边笑，不像母亲讲起舅舅来就泪眼婆娑。外公的八宝箱里，我每回掏时都发现添了些新东西——他自己用竹节做的烟嘴，文旦皮晒干做成的碗、千佛手，我玩厌了的地陀螺，三炮台香烟罐里各色各样的香烟、纸招牌、邮票。此外就是父亲送他的白玉烟嘴、绿玉扳指和杭州舒连记的檀香骨折扇。这些都是我百玩不厌的。我问外公为什么把新的旧的、有用的没用的都收在一起，他说："留着给后代儿孙呀。你将来长大了，打开来看看，便样样都是新的、有用的了。"外公真是个有趣的老人。他的每句话都像含有很深的哲理似的。至于母亲的八宝箱，乃是一只竹编的针线盒，那更耐人翻弄了。盒子分上、中、下三格，上格是五彩丝线、纸花、绣了一半的鞋面、剪刀、顶针等，中格是花名宝卷、她手抄的心经和大悲咒，最下一格藏着一个像红柿子似的朱砂圆盒，里面是我小时候挂的长命百岁金锁片，母亲的旧珠花、银耳环、银手镯等。每回母亲做针线，我就取出这些首饰来戴上了，甩着大手帕演花旦。母亲一面做活，一面笑眯眯地望着我，有时却眼睛定定地像在想什么心事。我当时觉得最有趣的是外公的八宝箱里存着舅舅小时候的银锁链，母亲的八宝箱里，存着我小时候的金锁片。后来想想，人就是这样一代一代往下绵延，也就是这样一代一代，把对儿孙的爱埋藏在一个摸得到、看得见的地方。让长大了的儿孙们，有朝一日，打开来摸摸看看，从新领略一下长辈的爱，再一代一代往下传。可惜时至今日，为生计奔波的人们，再也无暇去打开尘封的旧物，而且也无心把虽无用却不舍得丢弃的

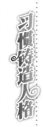

东西，归在一只箱子或一只盒子里了。这，对他们自己和儿女们来说，都少了一份 puttering 的乐趣，怎不令人惋惜。

可是人来到世间，难道就为了赶时间，赶完了时间就与世长辞吗？想想该有多傻！我们为什么不能学学闲荡，拉开乱七八糟的抽屉，东摸摸、西摸摸，看看家人朋友的照片，理理孩子幼年时的玩具，以消磨整半天呢？如果你感到烦乱依旧，何不任意搭上一班公车，从起点坐到终点，再换另一号车，从终点坐到起点（选一个下雨天更好）。把空间填进时间里，赶走一日的劳忧。如果你仍感到"行漫弥弥，中心如醉"的话，你就无妨在灯火阑珊中，走向一条寂寞的长桥。看上弦月，数星星，回忆旧事，微笑，叹息，赋诗。也许那样又太富浪漫气氛了。其实古人那份"独立市桥人不识，一星如月看多时"的心情，绝不是浪漫气氛，而是走向"忘忧"、"忘我"之境，我们这些劳碌的现代人，是否舍得把时间花在闲荡上，或搞搞所谓的 puttering，以偷得浮生半日闲呢？

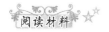

撩天儿

◎ 朱自清

《世说新语·品藻》篇有这么一段儿：

王黄门兄弟三人俱诣谢公。子猷、子重多说俗事，子敬寒温而已。既出，坐客问谢公："向三贤孰愈？"谢公曰："小者最胜。"客曰："何以知之？"谢公曰："'吉人之辞寡，躁人之辞多'，推此知之。"

王子敬只谈谈天气，谢安引《易系辞传》的句子称赞他话少得好。《世说》的作者记他的两位哥哥"多说俗事"，那么，"寒温"就是雅事了。"寡言"向来被认为是美德，原无雅俗可说；谢安所赞美的似乎是"寒温'而已'"，刘义庆所着眼的却似乎是"'寒温'而已"，他们的看法是不一样的。

"寡言"虽是美德，可是"健谈"、"谈笑风生"，自来也不失为称赞人的语句。这些可以说是美才，和美德是两回事，却并不互相矛盾，只是从另一角度看人罢了。只有"花言巧语"才真是要不得的。古人教人寡言，原来似乎是给执政者和外交官说的。这些人的言语关系往往很大，自然是谨慎的好，少说的好。后来渐渐成为明哲保身的处世哲学，却也有它的缘故。说话不免陈述自己，评论别人。这些都容易落把柄在听话人的手里。旧小说里常见的"逢人只说三分话，未可全抛一片心"，就是教人少陈述自己。《女儿经》里的"张家长，李家短，他家是非你莫管"，就是教人少评论别人。这些不能说没有道理。但是说话并不一定陈述自己，评论别人，像谈谈天气之类。就是陈述自己，评论别人，也不一定就"全抛一片心"，或道"张家长，李家短"。"戏法人人会变，各有巧妙不同"，这儿就用得着那些美才了。但是"花言巧语"却不在这儿所谓"巧妙"的里头，那种人往往是别有用心的。所谓"健谈"、"谈笑风生"，即只是无所用心的"闲谈"、"谈天"、"撩天儿"而已。

"撩天儿"最能表现"闲谈"的局面。一面是"天儿"，是"闲谈"少不了的题目，一面是"撩"，"闲谈"只是东牵西引那么回事，这"撩"字抓住了它的神儿。日常生活里，商量、和解，乃至演说、辩论等，虽不是别有用心的说话，却还是有所用心的说话。只有"闲谈"，以消遣为主，才可以算是无所为的无所用心的说话。人们是不甘静默的，爱说话是天性，不爱说话的

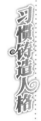

究竟是很少的。人们一辈子说的话，总计起来，大约还是闲话多，废话多；正经话太用心了，究竟也是很少的。

人们不论怎么忙，总得有休息；"闲谈"就是一种愉快的休息。这其实是不可少的。访问、宴会、旅行等社交的活动，主要的作用其实还是闲谈。西方人很能认识闲谈的用处。十八世纪的人说，说话是"互相传达情愫，彼此受用，彼此启发"的。十九世纪的人说，"谈话的本来目的不是增进知识，是消遣"。二十世纪的人说，"人的百分之九十九的谈话并不比苍蝇的哼哼更有意义些；可是他愿意哼哼，愿意证明他是个活人，不是个蜡人。谈话的目的，多半不是传达观念，而是要哼哼"。

"自然，哼哼也有高下；有的像蚊子那样不停地响，真教人生气。可是在晚餐会上，人宁愿做蚊子，不愿做哑子。幸而大多数的哼哼是悦耳的，有些并且是快心的。"看！十八世纪还说"启发"，十九世纪只说"消遣"，二十世纪更只说"哼哼"，一代比一代干脆，也一代比一代透彻了。闲谈从天气开始，古今中外，似乎一例。这正因为天气是个同情的话题，无人不知，无人不晓，而又无须陈述自己或评论别人。刘义庆以为是雅事，便是因为谈天气是无所为的，无所用心的。但是后来这件雅事却渐渐成为雅俗共赏了；闲谈又叫"谈天"，又叫"撩天儿"，一面见出天气在闲谈里的重要地位，一面也见出天气这个话题已经普遍化到怎样程度。因为太普遍化了，便有人嫌它古老、陈腐；他们简直觉得天气是个俗不可耐的题目。于是天气有时成为笑料，有时跑到讽刺的笔下去。

有一回，一对未婚的中国夫妇到伦敦结婚登记局里，是下午三四点钟了，天上云沉沉的，那位管事的老头儿却还笑着招呼说："早晨好！天儿不错，不是吗？"朋友们传述这个故事，都当作笑话。鲁迅先生的《立论》也曾用"今天天气哈哈哈"讽刺世故人的口吻。那位老头儿和那种世故人来的原是"客套"

话，因为太"熟套"了，有时就不免离了谱。但是从此可见谈天气并不一定认真地谈天气，往往只是招呼，只是应酬，至多也只是引子。笑话也罢，讽刺也罢，哼哼总得哼哼的，所以我们都不断地谈着天气。天气虽然是个老题目，可是风云不测，变化多端，未必就是个腐题目；照实际情形看，它还是个好题目。去年二月美国大使詹森经过昆明到重庆去，昆明的记者问他："此次经滇越路，比上次来昆，有何特殊观感？"他答得很妙："上次天气炎热，此次气候温和，天朗无云，旅行甚为平安舒适。"这是外交辞令，是避免陈述自己和评论别人的明显的例子。天气有这样的作用，似乎也就无可厚非了。

谈话的开始难，特别是生人相见的时候。从前通行请教"尊姓"、"台甫"、"贵处"甚至"贵庚"等，一半是认真——知道了人家的姓字，当时才好称呼谈话，虽然随后大概是忘记掉的多——另一半也只是哼哼罢了。自从有了介绍的方式，这一套就用不着了。这一套里似乎只有"贵处"一问还可以就答案发挥下去；别的都只能一答而止，再谈下去就非换题目不可，那大概还得转到天气上去。要不然，也得转到别的一些琐屑的节目上去，如"几时到的？路上辛苦吧？是第一次到这儿罢？"之类。用介绍的方式，谈话的开始更只能是这些节目。若是相识的人，还可以说"近来好吧？""忙得怎么样？"等。这些琐屑的节目像天气一样是哼哼调儿，可只是特殊的调儿，同时只能说给一个人听，不像天气是普通的调儿，同时可以说给许多人听。所以天气还是打不倒的谈话的引子——从这个引子可以或断或连地牵搭到四方八面去。

但是在变动不居的非常时代，大家关心或感兴趣的题目多，谈话就容易开始，不一定从天气下手。天气跑到讽刺的笔下，大概也就在这当儿。我们的正是这种时代。抗战、轰炸、政治、物价、欧战，随时都容易引起人们的谈话，而且尽够谈一个下午或

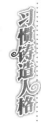

一个晚上，无须换题目。新闻本是谈话的好题目，在平常日子，大新闻就能够取天气而代之，何况这时代，何况这些又都是关切全民族利害的！政治更是个老题目，向来政府常禁止人们谈，人们却偏爱谈。袁世凯、张作霖的时代，北平茶楼多挂着"莫谈国事"的牌子，正见出人们的爱谈国事来。但是新闻和政治总还是跟在天气后头的多，除了这些，人们爱谈的是些逸闻和故事。这又全然回到茶余酒后的消遣了。还有性和鬼，也是闲谈的老题目。据说美国有个化学家，专心致志地研究他的化学，差不多不知道别的，可就爱谈性，不惜一晚半晚的谈下去。鬼呢，我们相信的明明很少，有时候却也可以独占一个晚上。不过这些都得有个引子，单刀直入是很少的。

谈话也得看是哪一等人。平常总是地位差不多职业相近似的人聚会的时候多，话题自然容易找些。若是聚会里夹着些地位相殊或职业不近的人，那就难点儿。引子倒是有现成的，如上文所说种种，也尽够用了，难的是怎样谈下去。若是知识或见闻够广博的，自然可以抓住些新题目，适合这些特殊的客人的兴趣，同时还不至于冷落了别人。要不然，也可以发挥自己的熟题目，但得说成和天气差不多的雅俗共赏的样子。话题就难在这"共赏"或"同情"上头。不用说，题目的性质是一个决定的因子。可是无论什么地位什么职业的人，总还是人，人情是不相远的。谁都可以谈谈天气，就是眼前的好证据。虽然是自己的熟题目，只要拣那些听起来不费力而可以满足好奇心的节目发挥开去，也还是可以共赏的。这儿得留意隐藏着自己，自己的知识和自己的身份。但是"自己"并非不能作题目，"自己"也是人，只要将"自己"当作一个不多不少的"人"陈述着，不要特别爱惜，更不要得意忘形，人们也会同情的。自己小小的错误或愚蠢，不妨公诸同好，用不着爱惜。自己的得意，若有可以引起一般人兴趣的地方，不妨说是有一个人如此这般，或者以多报少，像不说

"很知道"而说"知道一点儿"之类。用自己的熟题目，还有一层便宜处。若有大人物在座，能找出适合他的口味而大家也听得进去的话题，固然很好，可是万一说了外行话，就会引得那大人物或别的人肚子里笑，不如谈自己的倒是善于用短。无论如何，一番话总要能够教座中人悦耳快心，暂时都忘记了自己的地位和职业才好。

有些人只愿意人家听自己的谈话。一个声望高、知识广、听闻多、记性强的人，往往能够独占一个场面，滔滔不绝地谈下去。他谈的也许是若干牵搭着的题目，也许只是一个题目。若是座中只三五个人，这也可以是一个愉快的场面，虽然不免有人抱向隅之感。若是人多了，也许就有另行找伴儿搭话的，那就有些煞风景了。这个独占场面的人若是声望不够高，知识和经验不够广，听话的可窘了。人多还可以找伴儿搭话，人少就只好干耗着，一面想别的。在这种聚会里，主人若是尽可能预先将座位安排成可分可合的局势，也许方便些。平常的闲谈可总是引申别人一点儿，自己也说一点儿，想着是别人乐意听听的；别人若乐意听下去，就多说点儿。还得让那默默无言的和冷冷儿的收起那长面孔，也高兴地听着。这才有意思。闲谈不一定增进人们的知识，可是对人对事得有广泛的知识，才可以有谈的；有些人还得常常读些书报，才不至于谈的老是那几套儿。并且得有好性儿，要不然，净闹别扭，真成了"话不投机半句多"了。记性和机智不用说也是少不得的。记性坏，往往谈得忽断忽连的，教人始而闷气，继而着急。机智差，往往赶不上点儿，对不上茬儿。闲谈总是断片的多，大段的需要长时间，维持场面不易。又总是报告的描写的多，议论少。议论不能太认真，太认真就不是闲谈；可也不能太不认真，太不认真就不成其为议论；得斟酌两者之间，所以难。议论自然可以批评人，但是得泛泛儿的，远远儿的；也未尝不可骂人，但是得用同情口吻。你说这是戏！人生原

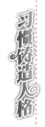

是戏。戏也是有道理的，并不一定是假的。闲谈要有意思：所谓"语言无味"，就是没有意思。不错，闲谈多半是废话，可是有意思的废话和没有意思的还是不一样。"又臭又长"，没有意思；重复、矛盾、老套儿，也没有意思。"又臭又长"也是机智差，重复和矛盾是记性坏，老套儿是知识或见闻太可怜见的。所以除非精力过人，谈话不可太多，时间不可太久，免得露了马脚。古语道，"言多必失"，这儿也用得着。

还有些人只愿意自己听人家的谈话。这些人大概是些不大能或不大爱谈话的。世上或者有"一锥子也扎不出一句话"的，可是少。那不是笨货就是怪人，可以存而不论。平常所谓不能谈话的，也许是知识或见闻不够用，也许是见的世面少。这种人在家里，在亲密的朋友里，也能有说有笑的，一到了排场些的聚会，就哑了。但是这种人历练历练，能以成。也许是懒。这种人记性大概不好；懒得谈，其实也没谈的。还有，是矜持。这种人是"语不惊人死不休"的。他们在等着一句聪明的话，可是老等不着。——等得着的是"谈言微中"的真聪明人，这种人不能说是不能谈话，只能说是不爱谈话。不爱谈话的却还有深心的人；他们生怕露了什么口风，落了什么把柄似的，老等着人家开口。也还有谨慎的人，他们只是小心，不是深心；只是自己不谈或少谈，并不等着人家。这是明哲保身的人。向来所赞美的"寡言"，其实就是这样的人。但是"寡言"原来似乎是针对着战国时代"好辩"说的。后世有些高雅的人，觉得话多了就免不了说到俗事上去，爱谈话就免不了俗气，这和"寡言"的本义倒还近些。这些爱"寡言"的人也有他们的道理，谢安和刘义庆的赞美都是值得的。不过不能谈话不爱谈话的人，却往往更愿意听人家的谈话，人情究竟是不甘静默的。——就算谈话免不了俗气，但俗的是别人，自己只听听，也乐得的。一位英国的无名作家说过："良心好，不愧于神和人，是第一件乐事；第二件乐事就是谈话。"就一般人看，闲谈这一件乐事其实是不可少的。

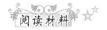

谈　话

◎［英］本　森

　　有的时候，我真希望英国人有更多的关于谈话的理论。真正精彩的谈话是一种最大的乐趣，可是多么难以碰到呀！我的朋友当中不少人有时是挺能聊的，他们缺少的好像是主动性和一个明确的目标。人们只要用一种比较严肃的眼光来看待谈话，就一定会有很多的收获。我的意思当然不是说在谈话时应该极其严肃——但愿没有发生过这样的事——因为你会感到十分沉闷，就像史蒂文森所说的那样：那种人的脑子像羊脑，眼睛像煮熟的鳕鱼眼睛。我的意思是，人们在娱乐时，愈认真就会感到愈有趣。我希望他们把打高尔夫球和打桥牌时的严肃劲儿用在谈话上，力求谈话有所改进，仔细想一想自己犯了什么错误，希望下一次能够做得好一些。为什么许多人都认为设法提高谈话的水平是一种骄傲自大和扭扭捏捏的表现，而提高射击水平则是男子气概和合情合理的呢？当然，谈话时一定要很自然，很愉快，否则就谈不好。老式的、善于辞令和妙语横生的人事先想好一些话题，然后从一本庸俗的书里寻找合适的奇闻轶事和俏皮话，把选好的材料记下日期，避免在短期内重复使用，然后再学会一些警句，在镜子面前穿上晚餐礼服，装出一副道貌岸然的样子，前去高谈阔论，这有多可怕呀！事先知道自己想谈哪一方面的问题固然很好，但自发性是谈话所必需的，一定要把某些内容塞进去，只能失掉谈话可能会偶然发生的魅力。两位上面所描述的那种健谈的

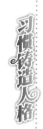

名人见面之后，他们的谈话只不过是交换奇闻轶事而已。有这样一个故事：麦考莱和一些健谈的人在吃早点时和兰斯道恩爵士一起聊天，他们把椅子搬到火炉旁边，把这两个人围在当中，温顺地听他俩谈话，一直谈到午餐的时候，这有多可怕呀！有一次，卡莱尔被邀请去和一位非常健谈的人共进晚餐，晚餐已经进行多时，这位先生还在滔滔不绝地大谈其俏皮话和奇闻轶事。在他停顿了一下的时候，卡莱尔放下刀叉，向四面看了看，脸上带着他那闻名天下的"受罪"的表情，用十分痛苦的声音恳求说："看在上帝分上，把我带走吧，给我一袋烟丝，让我一个人待在一间屋子里！"他的遭遇是很值得同情的。他觉得（我在这种时候也会有同样的感觉），他迫切地需要安静、镇定和休息。真的，情况就像有一次他谈到柯罗里榉高谈阔论时所说的那样："静静地坐在那里让别人把话灌进你的耳朵，绝不是一件愉快的事。"

不过，那样谈话的人实际上已经不存在了；虽然我确实也遇到过这样的人：他们认为谈话就是一连串奇闻轶事，他们要做的就是处理好很难对付的冷场场面，努力促使客人们参加谈话，再有，就是安排下一个轶事的主要内容了。

照我看来，那样谈话的人之所以显得如此古怪，是因为他在谈话时缺乏公平的概念。他大概是喜欢谈话的，奇怪的是他没有想到别人也可能喜欢谈话。即使是为了公平，也应该让别人有机会发言。这就像一个讲究饮食的人享受了一顿丰盛的晚餐，还不准别人去碰摆在他们面前的那一份，能够做到这样，才能使他心满意足似的。

社交场合真正最需要的是一位主持谈话的人，一位非正式的主席。上面我说过，如果有人提个头，不少人是能够谈得很生动有趣的。一个熟练的主持人应当掌握许多大家都感兴趣的话题。他应该，可以这样说吧，开个头。接着，他应该或者对别人的观点感兴趣，或者至少巧妙地装出很感兴趣的样子。他应该提问、答辩、鼓动，并引出种种不同的意见。他不该一个人决定谈话的方向，而是听任谈话自然发展。如果他想获得健谈的名声，那么，这种方法将会给他赢得高得多的声誉；因为在有趣的谈话之后，人们更容易记住自己对这次谈话的贡献而忘掉别人说了些什么。要是你能够使客人在聚会之后感到他们谈得很成功，他们就会心情舒畅地把成绩让给别人。有一次，我的一个天真淳朴的朋友使我对这个问题有了意想不到的认识，他在我家参加了一个令人十分愉快的座谈会，第二天他对我说："昨天我们和你在一起度过了一个非常愉快的晚上。我谈得痛快极了！"

只有两种人是我所讨厌的，他们是：发表谬论和自我中心的人。少量的谬论倒没有什么，它们会引起小小的争论，起了刺激的作用。但一大堆谬论就会令人讨厌了。它们变成一种包围心灵的篱笆，人们会感到十分失望，因为不知道他们到底在想些什么。谈话的魅力一半来自隐隐约约地窥探对方的思想，如果谈话的人老是信口胡言，不断地说一些出乎意料的令人吃惊的话，这就让人讨厌了。在精彩的谈话当中，会突然出现一条林间小道，就像人们把木材从阿尔卑斯山的森林区运送到山谷去的林间小道。在那里，你可以看见一片狭长的绿色森林，上面洒满了闪烁的阳光，还有一个乌黑的山头。在最精彩的谈话里，人们可以突然发现一些高贵、可爱、庄严、朴素的东西。

另外一种十分令人讨厌的谈话是自我中心的人发表的谈话，他从不考虑他的听众，只是把心里想的全盘托出。这样的谈话，有时也可以从中听到一些有趣的故事，但像我所说的那样，精彩的谈话应该引起别人窥探对方心灵的兴趣，而不是被迫呆呆地看着他。我有一位朋友，更确切地说，一位老朋友，他说话时就像在心上打开了一扇活动的天窗，你朝里边一看，只见黑黝黝地有些什么东西在流动着，也许是小河或下水道吧，它有时干净流畅，有时又像是堆满了垃圾和瓦砾，然而你却无从逃避，你得呆

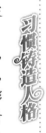

呆地站在那儿看着它，呼吸它发出的臭气，一直到他愿意把天窗关上。

许多诚挚、固执的人在谈话时都犯了错误，他们以为只要滔滔不绝地讲下去便能引人入胜。谈话也和许多别的东西一样，半成品比成品好。喜欢谈话的人应该注意避免冗长。我们知道，和一个决心要把一切都说得有头有尾、一清二楚、点滴不漏的人谈话，会让你多么失望！在他高谈阔论的时候，你的心里会涌现出许多问题、许多不同的意见和观点，它们统统被一连串的谈话的激流冲掉了。这样谈话的人都有自满情绪，认为他们的消息准确完整，他们的结论完全正确。不过一个人在形成和坚持一种强有力的看法时，也可能会认识到它毕竟只是看法之一，对方大概也会有不少的话要说的。

约翰逊博士常说他喜欢在散步的时候把心里的话说出来。事实是：最成功的是事先没有安排好的谈话，即使人们往往对这种谈话不存多大希望。我至今依然感到十分有趣的谈话是那些从容不迫的促膝谈心。这种谈心也许在散步时最容易出现。这时，身体的活动加强血液在脑子里的循环，可爱的乡村景色使得心境和谐宁静；而你的心受到身边那位安静、正直、聪明的朋友的鼓舞，变得十分愉快，它走进它那布满尘土的仓库，翻查了里面的奇妙的贮藏。现在是进入某一个话题的迷宫深处的时候了，人们在幻想的指引下沉迷在散漫的、令人十分愉快的闲谈中，不过还是带着新的兴趣，一次又一次地回到主题上来。

这样的谈话，心上没有一丝忧虑的阴影，在清风拂面的沿河高地或令人愉快的乡村小路上娓娓而谈；这时，人们确实会想起流逝的岁月，不禁悲从中来，感到不堪回首，这种凄凉的感情正是但丁所说的不知珍惜万贯家财，把它挥霍光以后的感情。这样的时刻多么清楚地浮现在我的心头呀！甚至在此刻，在我执笔的时候，我还想起了这样的一幕情景：我和一个朋友（他已去世多年了）在西海岸宽阔的黄沙滩上散步，我还记得吹向岸边的嘶嘶的风声，有益健康的海水的咸味，轻轻拍打着海滩的微波，排列在沙滩后边、蔟草丛生的沙丘，沿着天边慢慢移动的点点孤帆，永远可望不可及的朦胧的海岬。这时，我们真是无话不谈，我们谈到将来要做什么样的人，干一番什么样的事业。那一天是上帝赐给我的莫大的恩惠；然而在我接受它的时候，我并没有意识到这是一颗多么美丽的记忆的宝石。但愿我们心灵的小匣子镶上许多这样的记忆的小宝石，但愿我遇到的男男女女都这样，即使他们的记忆在我看来十分平凡，可是对他们来说，却是十分有趣的！

当我回忆和各种不同的人做过的难忘的谈话时，很奇怪，记得最清楚的是和男人而不是和女人的谈话。和男人谈话，我感到一种朴素、坦率、平等的同志关系，和女人谈话就很难做到这样。我想这是由于一种意想不到的、性的神秘感悄悄地渗透进来的缘故。另外，女人有一整套经验和感情，那是男人所没有的，因此，在两颗心之间竖立了一堵看不见、摸不着的墙。我还感到，和女人谈话时，她们给予你过多的同情和关照，使你陷入了自我中心的意境。我还发现和女人谈话很难像和男人谈话那样坦率，因为我觉得女人比男人更容易对别人的性格和爱好持有先入为主的看法，而和一个对自己已有固定看法的人谈话，是很难做到又坦率又自然的，特别是如果你认为他的看法并不正确的话。但男人不大容易对别人形成固定的看法，因此谈话更多的是实验性的。另外，和男人谈话，会碰到比较多的反对意见，而反对意见却能使人振作起来。

因此，和一个兴趣相近的人，一个公正而又富于同情心、尖锐而又有欣赏能力的人，一个观点稍稍不同、适足以对问题提出一些启发、把我自己没有发觉和忽略了的地方照亮的人促膝谈心，乃是智力上极高的享受，是一杯可以悠闲地细细品尝的

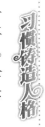

醇酒。

　　不过，到底怎么样才能成为一个成功的交谈者，这是很难说清楚的。有些人似乎具备一切条件，可就是缺乏交谈的能力。有两个条件是绝对必要的：首先是一个人的心灵，甚至他的举止都要具备一定的魅力，这纯然是一种天赋；其次是要同情和关心那些当配角的人。

　　直到今天，谈话依然是一种真正的艺术。它和所有的艺术一样，需要合适的条件和环境。这一点人们是很容易相信的，因为他们脑子里装了很多有趣的东西，而且能够把它们说出来，他们有能力和别人作美妙有趣的谈话。不过他们需要具备一种罕见的、多方面的才能，需要产生一种微妙的谈话效果，要有一种忽然爆发的、能使谈话发出光彩与魅力的想象力，一种使用精彩的隐喻的能力，对一个熟悉的话题，能够和别人交换富于想象力的、有趣的意见——这一切都具有自然艺术的特性。我听见过消息灵通和通情达理的人们讨论问题，听完之后，我希望以后再也不会听见他们谈话了。可是另一方面，我也听见过有些人谈论早已谈过多次的问题，却仍然能够赋予它丰富的色彩和美好的感情，它使我感到我对这个问题从来没有好好想过。我想，我们对这种人的才能表示欣赏和钦佩时，应当十分慎重，因为这种艺术极其罕见，我们一旦发现，就应该表示欢迎；它和所有的艺术一样，在很大的程度上依靠那些欣赏它的人们的支持，需要他们坦率地表示感谢。我们生活中愉快的印象大多来自这些微妙朦胧的个性的闪光和不同的个性；没有人会故意忽视那些产生无害的欢乐的根源，也没有人会由于愚蠢或鲁莽轻视那些微不足道的根源，因而失掉欢乐的机会，因为欢乐是从那些微不足道的根源中产生的。

（刘寿康　译）

人情要有所寄

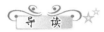
导 读

　　"人情必有所寄，然后能乐。"这是明代袁宏道的至理名言。他认为，古时贤达者之所以高人一等，就是因为他们情有所寄，不肯虚度光景；那些无事而忧、对景不乐、视人生为活地狱的人，就是因为无寄情之事而陷入负面情绪。为什么人情必有所寄才能乐？这是因为人的精神是个奇特的东西，必须有一些能引起兴奋的东西吸引它，它才不至于无聊空虚、萎靡不振，或漫无边际地胡思乱想。换言之，人的精神需要对象化，需要在客观化中实现自己，需要在目标的追求中体现活动的历程。当然，这种引起兴奋的东西不可能在头脑里自己产生，而必须寄情于头脑之外、生活之内。这一外一内是非常重要的相互依存的条件，否则精神还是要出问题的。例如，将精神沉迷于头脑之内的幻想，或将精神系于生活之外的妄想都是病态的。使我们的注意力外向化的最好方法莫过于从关注身边的小事开始，一本书、一只猫、一盆花草、窗外的景色等都是可供我们欣赏并引起我们兴趣的外在之物，是可以系住我们思维与情感的东西。

　　寄情的东西并不是凭空产生的。它因认识而行，因模仿而兴，因从众而学，也因人而异。开始时可能仅仅出于好奇，渐渐地就可能有所体会，最后可能因暗合自己的个性而成为终身的情

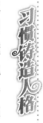

趣。自古以来，情寄有清浊、高下之别，如有以琴棋书画、武术文娱为寄的，也有以美色情欲、聚众赌博为托的，两种不同的情寄，其结果显而易见是不同的。所以梁启超指出，真正的趣味应以趣味始并以趣味终。那些一时快乐、终究带来烦恼的事是不能算作寄情的趣味的。

情有所寄还在于善于发现生活中的美、生活中的理、生活中的情、生活中的趣。就像一扇普通的窗子，可以引发很多联想和感叹。人的思想也是如此，打开心灵的窗户，接触社会的新鲜空气，欣赏外面的精彩世界，就可以避免心灵的孤独和精神的呆痴。

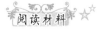

学问之趣味

◎ 梁启超

我是个主张趣味主义的人，倘若用化学化分"梁启超"这件东西，把里头所含一种元素名叫"趣味"的抽出来，只怕所剩下的仅有个零了。我以为凡人必须常常生活于趣味之中，生活才有价值；若哭丧着脸挨过几十年，那么，生活便成沙漠，要他何用？中国人见面最欢喜用的一句话："近来作何消遣？"这句话我听着便讨厌。话里的意思，好像生活得不耐烦了，几十年日子没有法子过，勉强找些事情来消他遣他。一个人若生活于这种状态之下，我劝他不如早日投海。我觉得天下万事万物都有趣味，我只嫌二十四点钟不能扩充到四十八点，不够我享用。我一年到头不肯歇息。问我忙什么，忙的是我的趣味，我以为这便是人生最合理的生活，我常常想动员别人也学我这样生活。

凡属趣味，我一概都承认他是好的，但怎么样才算"趣味"？不能不下一个注脚。我说："凡一件事做下去不会生出和趣味相反的结果的，这件事便可以为趣味的主体。"赌钱有趣味吗？输了，怎么样？吃酒，有趣味吗？病了，怎么样？做官，有趣味吗？没有官做的时候，怎么样……诸如此类，虽然在短时间内像有趣味，结果会闹到俗语说的"没趣一齐来"，所以我们不能承认它是趣味。凡趣味的性质，总要以趣味始，以趣味终。所以能为趣味之主体者，莫如下列的几项：一是劳作，二是游戏，三是艺术，四是学问。诸君听我这段话，切勿误会，以为我用道德观念来选择趣味。我不问德不德，只问趣不趣。我并不是因为赌钱不道德才排斥赌钱，因为赌钱的本质会闹到没趣，闹到没趣便破坏了我的趣味主义，所以排斥赌钱；我并不是因为学问是道德才提倡学问，因为学问的本质，能够以趣味始，以趣味终，最合于我的趣味主义条件，所以提倡学问。

学问的趣味，是怎么一回事呢？这句话我不能回答。凡趣味总要自己领略，自己未曾领略得到时，旁人没有法子告诉你。佛典说的："如人饮水，冷暖自知。"你问我这水怎样的冷，我便把所有形容词说尽，也形容不出给你听，除非你亲自喝一口。我这题目《学问之趣味》，并不是要说学问是如何如何的有趣味，只是要说如何如何便会尝得着学问的趣味。

诸君要尝学问的趣味吗？据我所经历过的，有下列几条路应走：

第一，无所为。趣味主义最重要的条件是"无所为而为"。凡有所为而为的事，都是以别一件事为目的而以这一件事为手段。为达目的起见，勉强用手段；目的达到时，手段便抛却。例如，学生为毕业证书而做学问，著作家为版权而做学问，这种做法，便是以学问为手段，便是有所为。有所为虽然有时也可以为引起趣味的一种方法，但到趣味真发生时，必定要和"所为者"

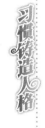

脱离关系。你问我"为什么做学问?"我便答道:"不为什么。"再问,我便答道:"为学问而学问。"或者答道:"为我的趣味。"诸君切勿以为我这些话是故弄玄虚,人类合理的生活本来如此。小孩子为什么游戏?为游戏而游戏。人为什么生活?为生活而生活。为游戏而游戏,游戏便有趣;为体操分数而游戏,游戏便无趣。

第二,不息。"鸦片烟怎样会上瘾?""天天吃。""上瘾"这两个字,和"天天"这两个字是离不开的。凡人类的本能,只要哪部分搁久了不用,它便会麻木,会生锈。十年不跑路,两条腿一定会废了;每天跑一点钟,跑上几个月,一天不跑时,腿便发痒。人类为理性的动物,"学问欲"原是固有本能之一种,只怕你出了学校便和学问告辞,把所有经管学问的器官一齐打入冷宫,把学问的胃口弄坏了,便山珍海味摆在面前也不愿意动筷了。诸君啊!诸君倘若现在从事教育事业或将来想从事教育事业,自然没有问题,有很多机会来培养你的学问胃口。若是做别的职业呢,我劝你每日除本业正当劳作之外,最少总要腾出一点钟,研究你所嗜好的学问。一点钟哪里不消耗了,千万不要错过,闹成"学问胃弱"的征候,白白自己剥夺了一种人类应享之特权啊!

第三,深入的研究。趣味总是慢慢地来,越引越多,像倒吃甘蔗,越往下才越得好处。假如你虽然每天定有一点钟做学问,但不过拿来消遣消遣,不带有研究精神,趣味便引不起来。或者今天研究这样,明天研究那样,趣味还是引不起来。趣味总是藏在深处,你想得着,便要进去。这个门穿一穿,那个门张一张,再不曾看见"宗庙之美,百官之富",如何能有趣味?我方才说:"研究你所嗜好的学问。""嗜好"两个字很要紧。一个人受过相当教育之后,无论如何,总有一两门学问和自己脾胃相合,而已经懂得大概,可以作加工研究之预备的。请你就选定一门作为终身正业（指从事学者生活的人说），或作为本业劳作以上的副业（指从事其他职业的人说）。不怕范围窄，越窄越便于聚精神；不怕问题难，越难越便于鼓勇气。你只要肯一层一层地往里面钻，我保你一定被他引到"欲罢不能"的地步。

第四，找朋友。趣味比方电，越摩擦越出。前两段所说，是靠我本身和学问本身相摩擦，但仍恐怕我本身有时会停摆，发电力便弱了。所以常常要仰赖别人帮助。一个人总要有几位共事的朋友，同时还要有几位共学的朋友。共事的朋友，用来扶持我的职业；共学的朋友和共玩的朋友同一性质，都是用来摩擦我的趣味。这类朋友，能够和我同嗜好一种学问的自然最好，我便和他搭伙研究。即或不然，他有他的嗜好，我有我的嗜好，只要彼此都有研究精神，我和他常常在一块或常常通信，便不知不觉把彼此趣味都摩擦出来了。得着一两位这种朋友，便算人生大幸福之一。我想只要你肯找，断不会找不出来。

我说的这四件事，虽然像是老生常谈，但恐怕大多数人都不曾这样做。唉！世上人多么可怜啊！有这种不假外求、不会蚀本、不会出毛病的趣味世界，竟没有几个人肯来享受！古书说的故事"野人献曝"，我是尝冬天晒太阳滋味尝得舒服透了，不忍一人独享，特地恭恭敬敬地来告诉诸君，诸君或者会欣然采纳吧？但我还有一句话：太阳虽好，总要诸君亲自去晒，旁人却替你晒不来。

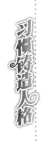

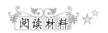

感之趣

◎ 张子房

　　搜集富有哲学意味的字，一向是我生活中的一个嗜好，经常为一个字的发现顿悟而狂喜。"趣"便是个令我为之狂喜的字，我喜爱它到极点，更感谢造字祖先的巧思。

　　我经常向朋友画一个简单的图，表示人生的过程或旅程，由生到死像是在几何图上一画而过。

　　生命就是这样简单的一条抛物线，轻轻画过。也可说生命就是这么样地走过。在生命的过程中，"趣"乃是在"走"的过程中，乘兴而"取"的东西。"走"进书店，"取"下那么多书中的一本，那一本一定是你感兴"趣"的。在一个时刻里，你有那么多的选择，当你决定选取一个目标时，那一定是你感兴趣的。那么多的女孩子，你"取"的"女"人，是"娶"来当妻子的。生命是永无停止的，它的行走乃是一种"运行不息"，在生命行走的过程中，你的"取"或"不取"，可说完全是当时的"趣"，如果是不得不取，那么趣味也就完全消失殆尽了，也怪值得同情的，即所谓的"人在江湖，身不由己"，何"趣"之有？

　　人生过程，如果大部分皆能由自己做主，欲求欣赏所"取"的，除了"趣"还有什么更能愉悦身心？

　　人各有不同的取向，不同的趣味，因此才将咱们的社会造就得如此多姿多彩，供不同的人在不同的时刻去取。我可举出一些，来供同好分享乐趣。

音乐的乐趣，也许有人喜欢它的"音"，也许有人喜爱它的"乐"，但我发现如果"音乐"会是人类共同的语言，那么它的"趣"，一定是在"韵"，即在它的韵律，中国人也将韵律说成"调"，就是喜欢那种"调调"，日本人则说"调子"。

谈到"山"的乐趣，常言说："仁者乐山，智者乐水。"乐山的不可不少，尤其中国那么多迷人宏伟的山岳。山除了宏伟之外，迷人处乃在于山之"色"，常听人感叹"山色好美"，日本曾有一部出名的电影叫《青色山脉》，陶渊明曾有诗："采菊东篱下，悠然见南山。"

水之乐趣呢？不管喝咖啡、喝茶或喝各式各样饮料，或是喝饭桌上的汤，我们皆享受其"味"道，即水之"趣"在于"味"；味这个汉字也用得太好太妙，"味"乃"口"之"未"，常喝高级茶的人，懂得如何品味享受，喝过了茶，口之未仍甘，甘之味久久不去。

花之乐趣呢？有人说是"色"，有人说是"香"，我却同意花之"趣"乃在于"光"，即花由于"光"才反映出来色的美，让人看了花觉得好舒畅；有诗咏牡丹："若教解语应倾国，任是无情也动情。"

女人的乐趣呢？有人说女人其"趣"在于美，但美也似乎无标准，情人眼里出西施，有的喜欢瘦的，有的却喜欢胖的，有的说女人之"趣"在眼睛，有的说在头发，也有的说是内在美，总之不一而足，随个人所好。但我却同意女人之"趣"在于"态"。女人的美也在于"态"，站有站态，坐有坐态，走路有走态，端茶有端茶的态，即使是内在修养、内在美也定会由态表现出来。中国汉字用"态"确实也太好也太妙。"态"乃"心"之"能"，是一切动力的源泉。

在生活中，我看到对山有兴趣的人死在山里；对水特别有兴

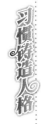

趣的人死在水里、海里；对赛车有兴趣的人死在车祸里。这些人皆死在自己偏爱的兴趣上，算死得其所，这种人也幸福也幸运。

有一个故事是这么说的。从前有一个海边长大的孩子，他望着海，看着船来船往长大，他向往着海上生活，向往着船来船往可以将他带到天边海角那多姿多彩的世界。他长大了，他要随船出航。邻居的老伯伯拍着孩子的肩膀说："孩子呀！别想出海了，你不是不知道，你爷爷死在海上，你父亲也死在海上，难道你还爱海，对海还那么有兴趣？你不怕也死在海上？"孩子想了想回答说："老伯，你的话是不错，不过据我所知，你爷爷死在床上，你父亲也死在床上，但你怎么还敢睡在床上，你不怕也死在床上？"老伯一直在想，一直在想，孩子说得有道理。老伯不再说了。

人皆免不了一死。而有些人节制得这也不敢有兴趣，那也不敢有爱好，但其结果也是死。所以人生如能依自己的"趣"而度过一生，则在临死之前就会感到少有遗憾了。

发现生活之美

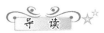
导读

　　面对同样的事物、遭遇和生活情境，不同的人会有不同的反应，或者也会有不同的发现和感悟。一些人在石头堆里寻觅出奇石文化，在树根中发掘出根雕艺术；一些人在长满青苔的青石街或者残墙破门的旧屋群落中，发现了某时代或某族群独特的建筑文化；一个普通的农民在岷江边发现了乐山睡佛的景观；一个书生在书房的窗子里观察到阳光和四季变化的美景；一个小孩盯着树上欢叫的小鸟；一个老人欣赏着悠悠逛逛的金鱼；一个妇女与小狗嬉戏着；一个女人在用心烹调；一个男人精心布置着家居……他们都是发现和正感受着美的人。

　　在持悲观生活态度的人看来是极普通、乏味的事物和情景，到了持积极生活态度的人的眼中则是美的，或总是可予以一定积极意义的。自然界的事物本无善恶、美丑之分，与其说美是被人们创造出来的，不如说美是被热爱生活的人不断发掘出来的。

　　经验表明，发现生活中的美的能力就是热爱生命、热爱生活和心理健康的表现。在充满精神活力的人看来，一队蚂蚁搬家、一只蜘蛛织网、一抹晚霞、一轮明月、一群觅食的鸡鸭、一根石缝中的绿草……都充满诗情画意，蕴含生活哲理。相比而言，意志消沉的人、情绪抑郁的人、悲观失望的人、自私自利的人、反

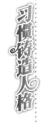

叛社会的人、仇视别人的人、心理变态的人通常都缺乏发现生活美的能力，也往往难以有幽默感。

从人本主义心理学的角度来看，发现生活之美不只是一种审美观的问题，更是意味着视野的扩大、注意力的转移、兴趣的提高、生活经验的丰富。对生活之美的发现，就是从外物变化对自我意识进行反观，借外物来升华不可言喻的自我意识状况。

谁有兴致仔细地观察一种自然现象或社会现象，并能发现其中之美，谁就能时时为世界的和谐所感动，为世界的可爱而庆幸。

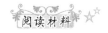

阅读材料 ★

囚绿记

◎ 陆　蠡

这是去年夏间的事情。

我住在北平的一家公寓里。我占据着高广不过一丈的小房间，砖铺的潮湿的地面，纸糊的墙壁和天花板，两扇木格子嵌玻璃的窗，窗上有很灵巧的纸卷帘，这在南方是少见的。

窗是朝东的。北方的夏季天亮得快，早晨五点钟左右太阳便照进我的小屋，把可畏的光线射个满室，直到十一点半才退出，令人感到炎热。这公寓里还有几间空房子，我原有选择的自由的，但我终于选定了这朝东房间，我怀着喜悦而满足的心情占有它，那是有一个小小理由。

这房间靠南的墙壁上，有一个小圆窗，直径一尺左右。窗是圆的，却嵌着一块六角形的玻璃，并且左下角是打碎了，留下一个大孔隙，手可以随意伸进伸出。圆窗外面长着常春藤。当太阳照过它繁密的枝叶，透到我房里来的时候，便有一片绿影。我便是欢喜这片绿影才选定这房间的。当公寓里的伙计替我提了随身小提箱，领我到这房间来的时候，我瞥见这绿影，感觉到一种喜悦，便毫不犹疑地决定了下来，这样了截爽直使公寓里伙计都惊奇了。

绿色是多宝贵的啊！它是生命，它是希望，它是慰安，它是快乐。我怀念着绿色把我的心等焦了。我欢喜看水白，我欢喜看草绿。我疲累于灰暗的都市的天空，和黄漠的平原，我怀念着绿色，如同涸辙的鱼盼等着雨水！我急不暇择的心情即使一枝之绿也视同至宝。当我在这小房中安顿下来，我移步小台子到圆窗下，让我的面朝墙壁和小窗。门虽是常开着，可没人来打扰我，因为在这古城中我是孤独而陌生的。但我并不感到孤独。我忘记了困倦的旅程和已往的许多不快的记忆。我望着这小圆洞，绿叶和我对语。我了解自然无声的语言，正如它了解我的语言一样。

我快活地坐在我的窗前。度过了一个月，两个月，我留恋于这片绿色。我开始了解渡越沙漠者望见绿洲的欢喜，我开始了解航海的冒险家望见海面飘来花草的茎叶的欢喜。人是在自然中生长的，绿是自然的颜色。

我天天望着窗口常春藤的生长。看它怎样伸开柔软的卷须，攀住一根缘引它的绳索，或一茎枯枝；看它怎样舒开折叠着的嫩叶，渐渐变青，渐渐变老。我细细观赏它纤细的脉络、嫩芽，我以揠苗助长的心情，巴不得它长得快，长得茂绿。下雨的时候，我爱它渐沥的声音，婆婆的摆舞。

忽然有一种自私的念头触动了我。我从破碎的窗口伸出手去，把两枝浆液丰富的柔条牵进我的屋子里来，教它伸长到我的书案上，让绿色和我更接近，更亲密。我拿绿色来装饰我这简陋的房间，装饰我过于抑郁的心情。我要借绿色来比喻葱茏的爱和幸福，我要借绿色来比喻猗郁的年华。我囚住这绿色如同幽囚一

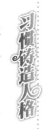

只小鸟，要它为我作无声的歌唱。

绿的枝条悬垂在我的案前了。它依旧伸长，依旧攀缘，依旧舒放，并且比在外边长得更快。我好像发现了一种"生的欢喜"，超过了任何种类的喜悦。从前我有个时候，住在乡间的一所草屋里，地面是新铺的泥土，未除净的草根在我的床下苗出嫩绿的芽苗，草菌在地角上生长，我不忍加以剪除。后来一个友人一边说一边笑，替我拔去这些野草，我心里还引为可惜，倒怪他多事似的。

可是在每天早晨，我起来观看这被幽囚的"绿友"时，它的尖端总朝着窗外的方向。甚至于一枚细叶，一茎卷须，都朝原来的方向。植物是多固执啊！它不了解我对它的爱抚，我对它的善意。我为了这永远向着阳光生长的植物不快，因为它损害了我的自尊心。可是我囚系住它，仍旧让柔弱的枝叶垂在我的案前。

它渐渐失去了青苍的颜色，变成柔绿，变成嫩黄；枝条变成细瘦，变成娇弱，好像病了的孩子。我渐渐不能原谅我自己的过失，把天空底下的植物移锁到暗黑的室内；我渐渐为这病损的枝叶可怜，虽则我恼怒它的固执，无亲热，我仍旧不放走它。魔念在我心中长了。

我原是打算七月尾就回南去的。我计算着我的归期，计算这"绿囚"出牢的日子。在我离开的时候，便是它恢复自由的时候。

卢沟桥事件发生了，担心我的朋友电催我赶速南归。我不得不变更我的计划，在七月中旬，不能再流连于烽烟四逼中的旧都，火车已经断了数天，我每日须得留心开车的消息。终于在一天早晨候到了。临行时我珍重地开释了这永不屈服于黑暗的囚人。我把瘦黄的枝叶放在原来的位置上，向它致诚意的祝福，愿它繁茂苍绿。

离开北平一年了。我怀念着我的圆窗和绿友。有一天，得重和它们见面的时候，它们会和我面生么？

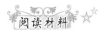
书房的窗子

◎ 杨振声

说也可怜，八年抗战归来，卧房都租不到一间，何言书房？既无书房，又何从说到书房的窗子！

唉！先生，你别见笑，叫化子连做梦都在想吃肉，正因为没得，才想得厉害，我不但想到书房，连书房里每一角落，我都布置好。今天又想到了我那书房的窗子。

说起窗子，那真是人类穴居之后一点灵机的闪耀才发明了它。它给你清风与明亮，它给你晴日与碧空，它给你山光与水色，它给你安安静静地坐窗前，欣赏着宇宙的一切，一句话，它打通你与天然的界限。

但窗子的功用，虽是到处一样，而窗子的方向，却有各人的嗜好不同。陆放翁的"一窗晴日写黄庭"，大概指的是南窗，我不反对南窗的光朗与健康，特别在北方的冬天，南窗放进满屋的晴日，你随便拿一本书坐在窗下取暖，书页上的诗句全浸润在金色的光浪中。你书桌旁若有一盆蜡梅那就更好——以前在北平只值几毛钱一盆，高三四尺者亦不过一两元，蜡梅比红梅色雅而秀清，价钱并不比红梅贵多少。那么，就算有一盆蜡梅罢。蜡梅在阳光的照耀下荡漾着芬芳，把几枝疏脱的影子漫画在新洒扫的蓝砖地上，如漆墨画。天知道，那是一种清居的享受。

东窗的初红里迎着朝暾，你起来开了格扇，放进一屋的清新。朝气洗涤了昨宵一梦的荒唐，使人精神清振，与宇宙万物一

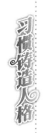

一是阴阴的，那就准知道这一天你的屋子会比平常更幽静。

至于拿月光与日光比，我当然更喜欢月光，在月光下，人是那般隐藏，天宇是那般的素净。现实的世界退缩了，想象的世界放大了。我们想象的放大，不也就是我们人格的放大？放大到感染一切时，整个的世界也因而富有情思了。"疏影横斜水清浅，暗香浮动月黄昏"，比"晴雪梅花"更为空灵，更为生动；"无情有恨何人见，月亮风清欲坠时"，比"枝头春意"更富深情与幽思；而"宿妆残粉未明天，每立昭阳花树边"，也比"水晶帘下看梳头"更动人怜惜之情。

这里不止是光度的问题，而是光度影响了态度。强烈的光使我们一切看得清楚，却不必使我们想得明透；使我们有行动的愉悦，却不必使我们有沉思的因缘；使我们像春草一般地向外发展，却不能使我们像夜合一般地向内收敛。强光太使我们与外物接近了，留不得一分想象的距离。而一切文艺的创造，绝不是一些外界事物的推拢，而是事物经过个性的熔冶、范铸出来的作物。强烈的光与一切强有力的东西一样，它压迫我们的个性。

从此，我便爱上了北窗，南窗的光强固不必说，就是东窗和西窗也不如北窗。北窗放进的光是那般清淡而隐约，反射而不直接。说到返光，当然便到了"窗子以外"了，我不敢想象窗外有什么明湖或青山的返光，那太奢了；我只希望北窗外有一带古老的粉墙。你说古老的粉墙？一点不错。最低限度地要老到透出点微黄的颜色；假如可能，古墙上生几片青翠的石斑。这墙不要去窗太近，太近则逼窄，使人心狭；也不要太远，太远便不成为窗子屏风；去窗一丈五尺左右便好。如此古墙上的光辉返射在窗下的书桌上，润泽而淡白，不带一分逼人的霸气。这种清光绝不会侵凌你的幽静，也不会扰乱你的运思。它与清晨体更新。假使你窗外有一株古梅或是海棠，你可以看"朝日红妆"；有海，你可以看"海日生残夜"；一无所有，看朝霞的艳红，再不然，看想象中的邺宫，"晓日靓装千绮女，白樱桃下紫纶巾"。

"挂起西窗浪接天"这样的西窗，不独坡翁喜欢，我们谁都喜欢。然而西窗的风趣，正不止此，压山的红日徘徊于西窗之际，照出书房里一种透明的宁静。苍蝇的搓脚，微尘的轻游，都带些倦意了。人在一日的劳动后，带着微疲放下工作，舒适地坐下来吃一杯热茶，开窗西望，太阳已隐到山后了。田间小径上疏落地走着荷锄归来的农夫，隐约听到母牛哞哞地在唤着小犊同归。山色此时已由微红而深紫，而黝蓝。苍然暮色也渐渐笼上山脚的树林。西天上独有一缕镶着黄边的白云冉冉而行。

然而我独喜欢北窗。那就全是光的问题了。

说到光，我有一致偏向，就是不喜欢强烈的光而喜欢清淡的光，不喜欢敞开的光而喜欢隐约的光，不喜欢直接的光而喜欢返射的光。就拿日光来说罢，我不爱中午的骄阳，而爱"晨光之熹微"与落日的古红。纵使光度一样，也觉得一片平原的光海，总不及山阴水曲间光线的隐翳，或枝叶扶疏的树荫下光波的流动，至于返光更比直光来得委婉。"残夜水明楼"是那般的清虚可爱；而"明清照积雪"使你感到满目清晖。

不错，特别是雪的返光。在太阳下是那样霸道，而在月光下却又这般温柔。其实，雪光在阴阴天宇下，也满有风趣。特别是新雪的早晨，你一醒来全不知道昨宵降了一夜的雪，只看从纸窗透进满室的虚白，便与平时不同，那白中透出银色的清晖，温润而匀净，使屋子里平添一番恬静的滋味。披衣起床且不看雪，先掏开那尚未睡醒的炉子，那屋里顿然煦暖。然后再从容揭开窗帘一看，满目皓洁，庭前的枝枝都压垂到地角上了，望望天，还有太阳未出以前的天光，及太阳初下，夕露未滋，湖面上的水光，同是一样的清幽。

假如，你嫌这样的光太朴素了些，那你就在墙边种上一行疏竹。有风，你可以欣赏它婆娑的舞容；有月，窗上迷离的竹影；

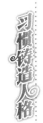

有雨，它给你平添一番清凄；有雪，那素洁，那清劲，确是你清寂中的佳友。即使无月无风，无雨无雪，红日半墙，竹荫微动，掩映于你书桌上的清晖，泛出一片青翠，几纹波痕，那般的生动而空灵，你书桌上满写着清新的诗句。你坐在那儿，纵使不读书也"要得"。

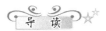 劳动是最好的医生

导　读

　　从事体力劳动的农民和工人究竟是不会患神经症呢，还是患了而无暇咨询呢？在临床咨询门诊中，我们的确很少见到忙碌于劳动中的人患神经症，看来劳动对人的精神保健作用的确是一种事实。劳动为什么会具有这般益处呢？

　　首先，劳动得让人弯腰、动动手、动动脚，活动了筋骨，促进了血液循环，而血气旺则精神爽，所以，工人、农民说起话来声音是洪亮有力的。"身多疾病思田里"是唐代韦应物的诗，指出了劳动是最好的保健处方这样一个朴素的经验。

　　其次，劳动是人作用于某物的生产关系，是精神见于存在、理念实现于具体的过程，劳动的成果不论是种出来的蔬菜水果，还是培育出来的玲珑可爱的花草，或是打扫布置出来的温馨整洁的居室，都可以使劳动者的精神在这些劳动过程中得到证明和奖赏。通过劳动，可以证明自己和其他一切人具有同等的价值。

　　再次，劳动大多须与别人打交道和合作，因此，劳动能促进人与人之间情感和信息的交流，据说人类的语言是在劳动交往中产生的。因此，精神皇帝走出了大脑王国，就可以避免精神的枯竭、自扰和无聊。奥斯特洛夫斯基说："我只相信一条——灵感

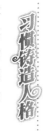

是在劳动的时候产生的。劳动，这是一切钝感的最好的医生。"

　　劳动并不只有"辛苦"二字，无论在山林或田野里，你可曾见过绷紧着脸的劳动者？相反，山歌、民谚、幽默和玩笑，倒是常可听到。劳动的确是人生求乐的方法。李大钊就这样说过："一切乐境都可以由劳动得来，一切苦恼都可以由劳动解脱。"而且由艰苦劳作、奋斗得来的快乐与其他享受带来的快乐不同，它是真正的快乐、战胜困难的快乐、奋斗过程中的快乐、实现自我价值的快乐。达·芬奇这样总结自己一生的经验："勤劳一日，可得一夜安眠；勤劳一生，可得幸福长眠。"

　　难怪，不论是文学艺术还是民间谚语，总是赞赏劳动的伟大，劳动不仅创造财富，而且丰富精神。临床上可见的那些不缺物质财富的精神痛苦者，常以婚后"自觉失业"的女性为多数，这无不与她们失业后不再参加社会劳动有极大的关系。有谚语说："健康之人而无职业，与半病者相等。""食焉而怠其事，必有天殃。"如果说不劳而获是一切道德败坏之始，那么，不劳动或不用心劳动就常常是精神困惑的重要原因。森田教授要求神经症患者带着痛苦去劳动，是因为神经症者只将注意力固着于自身的心身现象，即过度的内向化，而要将这种内向化改变为外向化，最佳方法莫过于让当事人从事某种实际的劳动，而不是躺在床上冥思苦想。一个人不管是否有心理障碍，都要经常保持充实的生活，以及养成不劳动就感到心里不踏实的好习惯。

　　劳动具有其他活动无可替代的精神保健价值，但也并不等于说在劳动中的人就从来不会得精神疾患了。关键在于，你只是身体在劳动，还是你同时热爱和全身心地投入劳动。假如一个人只是关心劳动中人与人之间的关系，只是把劳动当作升官发财的途径，只是关注在别人眼中自己的劳动表现，那么，劳动反而无异于一种奴役。经验表明，那种真正有益于健康的劳动是一种带着愉悦心情、审美情趣和创造精神的活动。能够发现美、发现价值、发现意义的劳动，可以成为一所提升人格和精神气质的大学。

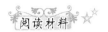

闲的恐惧

◎ 蒋子龙

你说现代人怕忙，还是怕闲？

人嘛，哪有不愿意清闲的。俗话说："好吃不如饺子，好受不如倒着。"一般人都认为躺着没事干、清闲自在是一种快乐。中国传统文化曾非常推崇闲云野鹤无拘无束的境界，"采菊东篱下，悠然见南山"——多么美妙的闲适。

然而能够有静心享受这份清闲的人，必须在银行里有大把的存款，不愁衣食住行，不愁给孩子交学费、办喜事，不愁自己老了没有积蓄。在生存竞争相当激烈，前程基本上要靠自己把握的商品社会，清闲却是一种灾难。无尽无休的闲降临到谁的头上，谁就将失去快乐，和忧愁烦恼结缘。

中国曾经有过有钱人才有闲的时代。眼下正相反，闲人是城市里最贫穷的阶层。他们因企业倒闭或亏损，失业了或是提前退休了，但得不到应有的退休金，只能享受最低生活费。某君在家里闲了一年多了，为了不被邻里笑话或怜悯，每天却装作上班的样子早出晚归，整天整天地在大街上游荡，寻找招聘启事，在书店里耗时间，渴了不敢买饮料，饿了不敢进饭馆。闲知日月长，真是度日如年。他认为有闲就等同于没有本事，没有人要，正在走背运。

闲下来无所事事，没有精神活动，是一种丧失，是一种死，时间长了生命会腐烂发臭。

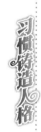

闲人承受着巨大的精神上和生活上的压力，实际上闲人最苦最累。基于对闲的恐惧，现在真正聪明的人绝不抱怨忙、抱怨累、抱怨自己干得多。自己分内的事要干，分外的事也要干，能多干就多干。干得多收获就多，认识的人多，门路多，权力多。越忙越吃香，越忙越有安全感，说明人家需要你，离不开你。

那些敢说自己很忙很累的人，是一种炫耀，说明他正在走鸿运，而那些蹲在家里的人则不愿意承认自己是闲人、是多余的人、是在这个偌大的世界上无立锥之地的人。

闲人没有闲心，没有闲情，他们不知如何处理毒菌般的闲暇。只有忙人，忙里偷闲才能真正享受闲暇的快乐。人们喜欢的正是这种"偷闲"，而不是别人送来的、不接受不行的大闲、彻底的闲和永远的闲。

闲适是一种奢侈，要付出辛苦，要有资格。

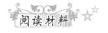

阅读材料 ☆

菜园小记

◎ 吴伯箫

种花好，种菜更好。花种得好，姹紫嫣红，满园芬芳，可以欣赏；菜种得好，嫩绿的茎叶，肥硕的块根，多浆的果实，却可以食用。俗话说："瓜菜半年粮。"

我想起在延安蓝家坪我们种的菜园来了。

说是菜园，其实是果园。那园里桃树杏树很多，还有海棠。每年春二三月，粉红的桃杏花开罢，不久就开绿叶衬托的艳丽的海棠花，很热闹。果实成熟的时候，杏是水杏，桃是毛桃，海棠是垂垂联珠，又是番繁盛景象。

果园也是花园，那园里花的种类不少。木本的有蔷薇、木槿、丁香，草本的有凤仙、石竹、夜来香、江西腊、步步高……草花不名贵，但是长得繁茂泼辣。甬路的两边，菜地的周围，园里的角角落落，到处都是。草花里边长得最繁茂、最泼辣的是波斯菊，密密丛丛地长满了向阳的山坡。这种花开得稠，有绛紫的，有银白的，一层一层，散发着浓郁的异香；也开得时间长，能装点整个秋天。这一点很像野生的千头菊。这种花称作"菊"，看来是有道理的。

　　说的菜园，是就园里的隙地开辟的。果树是围屏，草花是篱笆，中间是菜畦，共有三五处，面积大小不等，都是土壤肥活，阳光充足，最适于种菜的地方。我们经营的那一处，三面是果树，一面是山坡；地形长方，面积约二三分。那是在大种蔬菜的时期我们三个同志在业余时间为集体经营的。收成的蔬菜归集体伙食，自己也有一份比较丰富的享用。

　　那几年，延安的同志，大家都在工作、学习、战斗的空隙里种蔬菜。机关、学校、部队里吃的蔬菜差不多都能自给。那个时候没有提出种"十边"，可是见缝插针，很自然地"十边"都种了。窑洞的门前、平房的左右前后、河边、路边，甚至个别山头新开的土地都种了菜。

　　我们种的那块菜地，在那园里是条件最好的。土肥地整，曾经有人侍弄过，算是熟菜地。地的一半是韭菜畦。韭菜有宿根，不要费太大的劳动（当然要费些工夫），只要施施肥，培培土，浇浇水，出了九就能发出鲜绿肥嫩的韭芽。最难得的是，菜地西北的石崖底下有一个石窠，挖出石窠里的乱石沉泥，石缝里就会涔涔地流出泉水。石窠不大，但是积一窠水恰好可以浇完那块菜地。积水用完，一顿饭的工夫又可以蓄满。水满的时候，一清到底，不溢流，很有点像童话里的宝瓶，水用了还有，用了还有，不用就总是满着。泉水清冽，不浇菜也可以浇果树，或者用来洗

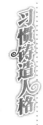

头、洗衣服。"沧浪之水清兮，可以濯我缨；沧浪之水浊兮，可以濯我足。"这比沧浪之水还好。同样种菜的别的同志，菜地附近没有水泉，用水要到延河里去挑，不像我们三个，从石窠通菜地掏一条窄窄浅浅的水沟，用柳罐打水，抬抬手就把菜浇了。大家都羡慕我们。我们也觉得沾了自然条件的光，仿佛干活拈了轻的，很不好意思，就下定决心要把菜地种好、管好。

"庄稼一枝花，全靠粪当家。"为了积肥，大家趁早晚散步的时候到大路上拾粪，那里来往的牲口多，"只要动动手，肥源到处有"啊。我们请老农讲课，大家跟着学了不少知识。《万丈高楼平地起》的歌者、农民诗人孙万福，就是有名的老师之一。记得那个时候他是六十多岁，精神矍铄，声音响亮，讲话又亲切又质朴，那老当益壮的风度，到现在我还留着深刻的印象。跟那些老师，我们学种菜、种瓜、种烟。像种瓜要浸种、压秧，种烟要打杈、掐尖，很多实际学问我们都是边做边跟老师学的。有的学会烤烟，自己做挺讲究的纸烟和雪茄；有的学会蔬菜加工，做的番茄酱能吃到冬天；有的学会蔬菜腌渍、窖藏，使秋菜接上春菜。

种菜是细活儿，"种菜如绣花"；认真干起来也很累人，就劳动量说，"一亩园十亩田"。但是种菜是极有乐趣的事情。种菜的乐趣不只是在吃菜的时候，像苏东坡在《菜羹赋》里所说的："汲幽泉以揉濯，持露叶与琼枝。"或者像他在《后杞菊赋》里所说的："春食苗，夏食叶，秋食花实而冬食根，庶几西河南阳之寿。"种菜的整个过程，随时都有乐趣。施肥松土，整畦，下种，是花费劳动量最多的时候吧，那时蔬菜还看不到影子哩。可是"种瓜得瓜，种豆得豆"，就算种的只是希望，那希望也给人很大的鼓舞。因为那希望是用成实的种子种在水肥充足的土壤里的，人勤地不懒，出一分劳力就一定能有一分收成。验证不远，不出十天八天，你留心那平整湿润的菜畦吧，就从那里会生长出又绿又嫩又苗壮的瓜菜的新芽哩。那些新芽，条播的行列整齐，撒播的万头攒动，点播的傲然不群，带着笑，发着光，充满了无限生机。一棵新芽简直就是一颗闪亮的珍珠。"夜雨剪春韭"是老杜的诗句吧，清新极了。老圃种菜，一畦菜怕不就是一首更清新的诗？

　　暮春，中午，踩着畦垄间苗或者锄草中耕，煦暖的阳光照得人浑身舒畅。新鲜的泥土气息，素淡的蔬菜清香，一阵阵沁人心脾。一会儿站起来，伸伸手，用手背擦擦额头的汗，看看苗间得稀稠，中耕得深浅，草锄得是不是干净，那时候人是会感到劳动的愉快的。夏天，晚上菜地浇完了，三五个同志趁着皎洁的月光，坐在畦头泉边，吸吸烟；或者不吸烟，谈谈话；谈生活，谈社会和自然的改造，一边人声咯咯啰啰，一边在谈话间歇的时候听菜畦里昆虫的鸣声；蒜在抽薹，白菜在卷心，芫荽在散发脉脉香气，一切都使人感到一种真正的田园乐趣。

　　我们种的那块菜地里，韭菜以外，有葱、蒜，有白菜、萝卜，还有黄瓜、茄子、辣椒、西红柿等。农谚说："谷雨前后，栽瓜种豆。""头伏萝卜二伏菜。"虽然按照时令季节，各种蔬菜种得有早有晚，有时收了这种菜才种那种菜；但是除了冰雪严寒的冬天，一年里春夏秋三季，菜园里总是经常有几种蔬菜在竞肥争绿的。特别是夏末秋初，你看吧，青的萝卜，紫的茄子，红的辣椒，又红又黄的西红柿，真是五彩斑斓，耀眼争光。

　　那年蔬菜丰收。韭菜割了三茬，最后吃了苔下韭（跟莲下藕一样，那是以老来嫩有名的），掐了韭花。春白菜以后种了秋白菜，细水萝卜以后种了白萝卜。园里连江西腊、波斯菊都要开败的时候，我们还收了最后一批西红柿。天凉了，西红柿吃起来甘脆爽口，有些秋梨的味道。我们还把通红通红的辣椒穿成串晒干了，挂在窑洞的窗户旁边，一直挂到过年。

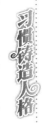

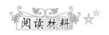

铁 匠

◎［法］左 拉

　　铁匠身材高大，当地没人能比。他肩胛高耸，脸和手臂被炉中飞出的火星和锤下的铁屑染黑。在他的方脸上，乱而密的头发下面，长着一双孩子般的眼睛，又大又蓝，亮如钢铁的闪光。他下巴宽大，笑起来如同他的风箱，声震屋瓦。当他用打铁养成的习惯有力的动作扬起胳膊的时候，他五十岁的年纪和那举起的二十五斤重的铁锤相比，似乎算不得什么，这把锤子，他管她叫"小姐"，是个令人望而生畏的姑娘，从韦尔农到鲁昂，只有他一个人能舞得动她。

　　我在铁匠家里住了一年，整整一年，使我得以恢复健康。本来我失去了喜怒哀乐，失去了思想。我茫然不知所措，想找一个，给自己找一个平静的一隅，在那里，我可以工作，可以恢复我的精力。一天晚上，我正在路上，已经走过了村子，我远远望见了那个火焰熊熊的铁匠铺，它孤零零地斜立在十字路口。门大敞着，火光照得交叉路口一片通红，连对面小溪旁边的一排白杨树也如同火把一样地燃烧着。在静谧的暮色中，从两公里外的远处，传来有节奏的铁锤声，颇像一支愈来愈近的铁军的马蹄声。我走过去，在敞开的门中站住，被一片光明、一片雷鸣般的响声包围。看到这样的工作，看着人的手把烧红的铁棍弯曲拉直，我高兴，我的心里已经觉得有了力量。

　　那个秋日的晚上是我第一次看见铁匠。他正在打制一个犁铧。他敞着衬衫，露出粗糙的胸膛，伴着每一次呼吸，他的金属一样结实的肋骨骨架便清晰可见。他身向后仰，猛地一使劲，把锤子打下去。他不停地打着，身体柔软而连续地晃动着，肌肉绷得紧紧的。铁锤循着固定的路线上下飞舞，夹带着火星，身后留下一道闪光。铁匠用两只手舞动着"小姐"，而他的儿子，一个二十岁的小伙子，钳子头上夹着一块烧红的铁，也在打着，他打出的声音沉闷，被老头子那可怕的姑娘喧嚣的舞蹈声盖住了。当！当——当！当！好像是一位母亲在用庄严的声音鼓励一个孩子牙牙学语。"小姐"舞着，摇着她裙衣上的金片，每当她从铁砧上跳起来的时候，她的脚跟便在她所打造的犁铧上印上一道痕迹。一条血样的火焰直冲到地上，照亮了两个打铁人的颧骨，他们长长的身影一直延伸到铁匠铺黑暗的角落里。渐渐地，炉火变白了，铁匠停下手来。他满脸漆黑，依着锤柄站着，甚至没有擦擦他脸上淋漓的汗水。他的儿子用一只手慢慢地拉着风箱，在风箱的轰鸣声中，我听见他依然没有平静的两肋喘息着。

晚上，我睡在铁匠那儿。我不再走了。他有一间空屋子，在铺子的楼上，他把那间屋子给我，我也就接受了。刚到五点，天还没亮，我便被卷入到主人的工作中去。我被那座房子上上下下的笑声唤醒，它从早到晚总是热热闹闹的，无限欢乐。在我的底下，铁锤飞舞。我好像是被"小姐"从床上扔了下来，她敲着天花板，把我当成懒汉。那间简陋的屋子，那个大衣橱，那张白松桌子和那两把椅子，被震得乱响，仿佛是在向我呼喊动作快点。我应该下楼了。到了楼下，我看见炉子已经红了，风箱响着，一股蔚蓝和玫瑰色的火焰从煤上升起，风助火势，炉火宛如星光闪烁。铁匠在准备一天的工作了。他把铁放在角落里，翻着犁和车轮。看见我，他把双手插在腰上，这个好人，他笑了，大嘴直咧到耳根。看见我五点钟就被赶下床来，他高兴极了。我看他是为敲而敲，早晨，他以他的铁锤作为一个奇特的报时钟，催人起床。他把两只大手放在我的肩上，俯下身来，好像是在对一个孩子说话。他对我说，自从我生活在他的废铁之中以后，我好

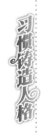

多了。每天，我们都坐在一辆翻倒的车屁股上一起喝白葡萄酒。

从此，我经常整天地待在铁匠铺里，特别是冬天下雨的时候，我在那儿流连忘返，对打铁产生了兴趣。铁匠和他随心所欲锻造的铁之间进行着一场无休止的战斗，这如同一场伟大的戏剧，令我着迷。我看着炉子里的铁被放到铁砧上，看到它像蜡一样的柔软，被铁匠弄弯了、拉平、卷曲，这使我惊叹不已。犁造好之后，我跪在它的面前，再也认不出这块铁昨天的样子了。我察看零件，幻想着它们是出自无比神奇的手指而无须用火。有时我会想到一个姑娘，想到她我就情不自禁地笑了。过去，我常看见她在我的窗子对面用她纤细的手弯着铜丝，然后用一根丝线把手工做的紫罗兰扎在上面。

铁匠从不叫苦。他一天打铁十四个钟头，接连打上几天，到晚上还是很开心地笑着，一边用满意的神色抚摸着胳膊。他从不悲哀，也从不厌倦。我想即使房子倒了，他也能用双肩把它顶起来。冬天，他说他的铁匠铺很暖和；夏天，他把门大开着，让干草的味飘过来。当夏天来到的时候，傍晚，我走到他身边，在门前坐下。我们是在山坡上，整个峡谷在我们眼前一览无余。平坦广阔的田野在淡紫色的暮霭中消失在天边。他看到这些，心里便洋溢着幸福。

铁匠经常半真半假地说他是这些土地的主人，二百多年以来，这个地方用的犁都是铁匠铺提供的，这是他的骄傲。没有他，一棵庄稼也不能生长。田野五月变绿，七月变黄，是因为他出了力。他爱庄稼，像爱自己的儿女，看到火热的太阳出来了，他就兴高采烈；遇到下冰雹，他就伸出拳头诅咒那些乌云。他经常指给我看远处的某一块没有脊背宽的土地，告诉我说他某年某年造了一部犁给那块燕麦地和黑麦地使用。到耕地的季节，他时常扔下锤子，走到路边上，手搭凉篷，看着。他看着无数他造的犁正在开垦土地，划出田垅，正面，左面，然后右面，直到整个峡谷。牲口拉着犁，缓慢地向前走着，好像正在行进中的队伍。犁铧在阳光下发出银色的闪光，而他，扬起胳膊，叫我过去看那地耕得多棒！

我楼下叮叮咣咣的响声使我的血液中也有了铁，这对我来说胜似吃药。我已经习惯于这种声音了，为了确信我在生活，我需要铁锤打在铁砧上的音乐。我的房间，由于风箱的轰鸣而充满活力，我在那里重获我的思想。当！当——当！当！这声音犹如一个快乐的钟摆，规定着我的工作时间。到最紧张的时刻，当铁匠发起火来，当我听到那烧红的铁在他狠命砸下的铁锤下发出断裂的声音的时候，我便激奋起来，腕间感到有一种巨大的力量。我真恨不得一笔把世界抹平。后来，当打铁炉平静下来的时候，我的脑子里也复归沉寂。我走下楼去，看到那些被征服的铁依然冒着青烟，我对自己的工作感到羞愧。

我时常在炎热的下午看见铁匠，他是何等的健美！那裸露的上身，那突出而结实的肌肉，使他像米开朗基罗的一个拔山盖世的伟大雕塑。看着他，我找到了艺术家们在希腊的死人身上艰难寻找着的现代雕塑的线条。他在我的眼睛里是因其劳动而变得异常高大的英雄，是我们这一世纪永不疲倦的孩子，他在铁砧上千锤百炼着我们分析的武器，他用火与铁锻造着未来的社会。他以自己的铁锤为乐。当他想笑的时候，他便抄起"小姐"，使劲地打着。于是，伴着炉子呼出的玫瑰色的气息，他的家里便响起滚滚雷鸣。我似乎听到了劳动者的呼吸。

就在那儿，在铁匠铺里，在铁犁中间，我永远治好了我的懒惰病和怀疑病。

（赵坚 译）

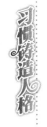

习惯铸造人格

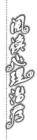

道不远人

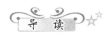

家务究竟是额外的任务、劳动，还是生活本身？不同人可能各有不同的回答。不过心理医生很容易发现，陷于神经症迷惑的人对家务是不屑一顾的。我常常听患者的家属这样说："他在家就是一个病人，什么也不愿意做，我们也只好迁就他了。"我留意了神经症患者普遍具有的这个特点，咨询时有意与他们探讨对待生活意义的态度和看法。在他们眼中，生活的核心是工作和事业，而所谓事业是那种轰轰烈烈的社会工作，如果没有取得令人瞩目的成就和事业，如果退休后没有了工作，生活便暗淡无光、毫无乐趣。他们把家务视为可有可无的事，认为妻子或丈夫的家务活无足挂齿，只有自己心目中的事业才是正经事，或者只有自己的身体健康才是最重要的。

古人云：道不离俗，道不远人。观察宇宙、体验人生、明道学理都不能脱离日常生活。如何学禅？大师曰："饥来食饭，困来即眠。"学禅并不在吃喝拉撒的生活之外。同理，生活并不在家务之外，工作和事业并不是生活的唯一目的，家务本身就是生活的内容和过程。我们也许做了"目的"、"意义"等抽象名词的俘虏，本已身在生活之中，却还在追求生活之外的目的与意义。其实，生活不是为了什么，生命的存在就是生活的理由。

生活的内容五花八门，衣食住行全在其内。似乎除了人的关系等"软件"部分，"家"的概念就都是家务活了。然而，老子说：道本无名，强而名之才叫道。家务亦是如此，有名和无名的家务无处不在、无时不有。只是因为有了夫妻世界以后，我们才把为别人做的事（其实是大家的）称为家务。事实上，所谓的家务不过是我们为自己的生存而做的日常维护。从某种意义上说，我们有两种生产或生活，一种是为了获得自己生活资料的社会工作或生活，另一种是直接为自己服务的工作或生活。两部分生活内容相辅相成，缺一不可。第一种生活体现自我的社会价值，第二种表现自我存在的艺术。因此，家务活是一项最见性格和品位的艺术。儒家经典中说："君子之道，造端乎夫妇，及其至也，察乎天地。"（《中庸》）君子奉行的中庸之道和洞察世间一切事物的本领都是从平凡之事开始的。所谓治国，必先齐其家；"一家仁，一国兴仁；一家让，一国兴让。"（《大学》）可见，家政之道意义非同小可。一个在家政、家务中表现出情趣之人，必然是一个热爱生活、善解人意、性格开朗、具有较强的耐受挫折能力之人；相反，那些美其名曰"工作狂"或事业心太强之人往往刚愎自用，一门心思全在事业上，遇到挫折或退休角色转换时往往无处可退、无情可寄、无趣可玩，因为他们的思想情趣"离家"太远了。本来道不远人，有些人却故弄玄虚，远道而行之，这正是包括神经症患者在内的一些人的信念误区。在临床上我常劝神经症患者多做点力所能及的家务，并不仅仅是为了让他们消磨掉一点庸人自扰的悠闲时间，而更重要的是想让他们在家务中体验生活的真谛。家务与事业并不矛盾，事实上，历史上和现实中有不少杰出的人物亦在家务中悟出不平凡的道理来。传说中国远古有一个名叫伊尹的厨师，不仅采用神农本草作为汤液，发明了中医汤剂，而且善以烹调滋味喻说王道，被称之为继神农之后的中药"亚圣"。这便是在家务中成就事业的一个极好的例子。

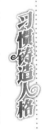

如此看来，家务本来是最具有创造性的生活艺术，是夫妻之间和家庭成员之间增加互动与增进感情的媒介；而现实中却有不少人花钱请保姆做家务，显然在他们的眼中，家务是累赘，是与享受生活相冲突的。有调查显示，家务分担不均是夫妻冲突的主要原因。可见，一方面，家庭成员不参与家务或将家务全部"社会化"可能会削弱家庭的凝聚力，在"享福"中降低家庭成员的责任感；另一方面，家务应该由全体家庭成员参与和合理分担，才能充分体现它的正面功效而避免其负面作用。

总而言之，家务是一种本真的生活方式，是人心投射的活剧，是一种稳定的心理测验，也是一种有效的心理治疗方式。

阅读材料

关于家务

◎ 王安忆

意愿像和人闹着玩似的，渴望得那么迫切，实现却又令人失望。为了"距离产生魅力"的境界，我与丈夫立志两地分居。可不过两年，又向往起一地的生活。做了多少夜梦和昼梦，只以为到了那一天，便真正地幸福了，并且自以为我们的幸福观经受了生活严峻的考验。而终于调到一地的时候，却又生出无穷的烦恼。

原先，我们的小窝不开伙仓，单身的日子也过得单纯，可调到一地，正式度日，便再不好意思天天到娘家坐吃，自己必须建立一份家务。

我们在理论上先明确了分工，他买菜、洗衣、洗碗，我烧饭。

他的任务听起来很伟大，一共有三项，而我是一项。可事实上，家务里除了有题目的以外，还有更多更多没有名字、细碎得羞于出口的工作。他每日里八小时坐班，每天早上，洗过脸，吃过早饭，便骑着自行车，迎着朝阳上班去，一天很美好地开始了。而我还须将一整个家收拾一遍，衣服晾出去——他只管洗，晾、晒、收、叠均不负责。床铺好，扫地，擦灰，等一切弄好，终于在书桌前坐下的时候，已经没了清晨的感觉。他在办公室里专心致志地工作，休息的时候，便骑车出去转一圈，买来鱼、肉或蔬菜，众目睽睽之中收藏在办公桌下。当人们问起他在家干什么的时候，他亦可很响亮地回答："除了买菜，还洗碗、洗衣服。"十分模范的样子。于是，不久单位里对他便有了极高的评价：勤快、会做等。而谁也不会知道，我在家里一边写作一边还须关心着水开了冲水；一会儿，里弄里招呼着去领油粮票；一会儿，又要领八元钱的生活补助费……多少工作是默默无闻的，都归我在做着，却没有一声颂扬。

并且，家务最重要的不仅是动手去做，而且要时时想着。比如，什么时候要洗床单了，什么时候要扫尘了，什么时候要去洗染店取干洗的衣服了，什么时候要卖废纸了，这些，全是我在想着，如有一桩想不到，他是不会主动去做的。最最忙乱的是早晨，他赶着要上班，我也急着打发走他，可以趁早写东西。要做的事情多得数不清，件件都在眼前，可即使在我刷牙而无法说话的那一瞬间，他也会彷徨起来不知所措。虽是他买菜，可是买什么还须我来告诉他，只有一样东西他是无须交代也会去办的，那便是买米和面包。在农村多年的插队生活，使他认识到，粮食是最重要的，只要有了粮食，别的都不重要了。所以，米和面包吃完的时候，也是他最慌乱和最积极的时候。平心而论，他是很够勤勉了，只要请他做，他总是努力。比如有一次我有事不能赶回家做饭，交代给了他。回来之后，便见他在奔忙，一头的汗，一身的油，围裙袖套全副武装，桌上地下铺陈得像办了一桌酒席，

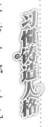

确也弄出了三菜一汤，其中一个菜是从汤里捞出来装盆独立而成的，因为曾听我说过，汤要炖得碧清才是功夫，于是就给了我一个清澈见底的汤。可是，他干这一切的时候却总有着为别人代劳的心情。洗茶杯，他会说："茶杯给你洗好了。"买米，他则说："米给你买来了。"弄到后来，我也传染了这种意识。请他拿碗，就说："帮我拿一只碗。"请他盛饭，说："帮我盛盛饭。"其实，他应该明白，即使他手里洗的是我的一件衣服，这也是我们共同的工作。可是，他不很明白。

　　以往，我是很崇拜高仓健这样的男性的，高大、坚毅、从来不笑，似乎承担着一世界的苦难与责任。可是渐渐的，我对男性的理想越来越平凡了，我希望他能够体谅女人，为女人负担哪怕是洗一只碗的渺小的劳动。需男人到虎穴龙潭抢救女人的机会似乎很少，生活越来越被渺小的琐事充满。都市文明带来了紧张的生活节奏，人越来越密集地存在于有限的空间里，只须挤汽车时背后有力的一推，便也可解决一点辛苦，自然这是太不伟大，太不壮丽了。可是，事实上，佩剑时代已经过去了。曾有个北方朋友对我大骂上海"小男人"，只是因为他们时常提着小菜篮子去市场买菜，居然还要还价。听了只有一笑，男人的责任如将只扮演成一个雄壮的男子汉，让负重的女人欣赏爱戴，那么，男人则是正式的堕落了。所以，我对男性影星的迷恋，渐渐地从高仓健身上转移到美国的达斯汀·霍夫曼身上，他在《午夜牛郎》中扮演一个流浪汉，在《毕业生》中扮演刚毕业的大学生，在《克雷默夫妇》里演克雷默。他矮小、瘦削、貌不惊人，身上似乎消退了原始的力量感，可却有一种内在的、能够应付瞬息万变的世界的能力。他能在纽约乱糟糟的街头生存下来，能克服青春的虚无与骚乱终于有了目标，能在妻子出走以后像母亲一样抚养儿子——看着他在为儿子煎法国面包，为儿子系鞋带，为儿子受伤而流泪，我几乎以为这就是男性的伟大了，比较起来，高仓健之类的男性便只成了诗歌里和图画上的男子汉了。

生活很辛苦，要工作，还要工作得好……要理家，谁也不甘比别人家过得差。为了永远也做不尽的家务，吵了无数次的嘴，流了多少眼泪，还罢了工，可最终还得将这日子过下去，这日子却也吸引着人过下去。每逢烦恼的时候，他便用我小说里的话来刻薄我："生活就是这样，这就是生活。"这时方才觉出自己小说的浅薄，可是再往深处想，仍然是这句话：这就是生活。有着永远无法解决的矛盾，却也有同样令人不舍的东西。

虽有着无穷无尽的家务，可还是有个家好啊，还是在一地的好啊。房间里有把男人用的剃须刀，阳台上有几件男人的衣服晾着，便有了安全感似的心定了；逢到出差回家，想到房间里有人等着，即使这人将房间糟蹋得不成样子，心里也是高兴。反过来想，如若没有一个人时常地吵吵嘴，那也够冷清的；如若没有一大摊杂事打扰打扰，每日尽爬格子又有何乐趣，又能爬出什么名堂？想到这些，便心平气和了。何况，彼此都在共同生活中有了一点进步，他日益增进了责任心，紧要时候，也可朴素地制作一菜一汤；我也去掉一点大小姐的娇气，正视了现实。总之，既然耐不住孤独要有个家，那么有了家必定就有了家务，就只好吵吵闹闹地做家务了。

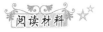

阅读材料

男人下厨

◎ 申建华

近日，翻检旧报时，偶尔发现几篇写男人下厨的文章，咸云下厨怎样有趣，如何快乐，且有一文题目就叫《下厨乐》。阅

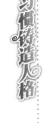

罢，别有一番滋味在心头。

"君子远庖厨。"古代的男人是耻于下厨，避而远之的。虽说如今时代不同了，男女都一样，可男人们骨子里的"封建遗毒"还或多或少残存着，自告奋勇心甘情愿下厨者，实属罕见。

男人下厨，多半是出于无奈，或因女人太凶太强，作"河东狮子吼"，阴盛阳衰，男人自量斗她不过，不战而退，败走厨下；或因女人太娇太懒，且缺少烹饪细胞，做菜如煨药，苦涩难以下咽，于是乎由男人主动"接管"，亲临厨下第一线；或因女人太忙太累，上下班定时定点，分身不得，而男人却多有闲暇，无所事事，下厨的重任便历史地落在肩上，推卸不掉，只好硬着头皮，系围裙，套护袖，舞铲弄勺，无可奈何下厨来。

下厨得先买菜，巧"爷"难为无米之炊！男人最怕买菜，"买菜难，买菜难，最怕拎菜篮"，大老爷儿们拎菜篮子上街，像个老太太似的，多别扭！多难为情！多窝囊！于是，有用"文革"中流行的黄挎包买菜的，有用公文包买菜的（就差没把菜装进衣兜里，再扣上纽扣），一看便知是个刚下厨的"生角儿"，在菜篮子世界里，反倒显得很刺眼，很滑稽。这类男人，买菜不还价，不看秤，最易挨小摊贩的"斩"，剁二斤肉，短两把秤他看不出；鸡毛菜二毛五一斤，卖给他三毛五，还以为便宜，乐得精明刁钻的小摊贩在背后窃笑"傻冒"。若是能做到西装革履，拎着菜篮子在菜场里从容踱步左顾右盼讨价还价者，那起码就有两三年的"厨龄"。

男人下厨伊始，十有八九很粗心。图快不图好，手忙脚乱地一阵搅和，好歹把菜弄好了，尝之，竟忘了搁盐；稍不留神，不是铁锅冒烟了，就是饭烤焦糊了。这时的男人心火最旺，脾气最毛。就如同烧红的铁锅，说上火就上火，倘若遇到爱唠叨好埋怨的女人，就免不了要斗嘴淘气，要撂挑子洗手不干，甚至要离婚散伙。

男人下厨，最得意的是终于能做几道"色香味"俱全的菜肴；男人一旦进入下厨角色，比女人更潜心，更投入，更会翻花式点子。明智而有悟性的男人往往把下厨与自己所从事的职业联系起来，沟通比照，从烹饪的程序联想到工作的程序，从味精调料的妙用中撷取灵感，从美味佳肴中品尝成功的喜悦。男人下厨道行高深者，不仅仅为了果腹、一快朵颐。在他们的眼里，一道好菜便是一首无言的诗；无怪乎古往今来最著名的烹饪大师大都是男人。

男人的下厨乐，最乐莫过于——炒几碟菜肴，烫一壶好酒，邀二三知已开怀畅饮，海阔天空无拘无束地神侃神聊。男人最看重最在乎亲朋挚友对自己烹饪手艺的品鉴，而不惜乎破费，不惜乎劳累，以苦为乐，其乐无穷。

具有一定烹饪"知名度"的男人，轻易是不让女人下厨的，而当"有朋自远方来"时，才故意摆摆"大男子主义"的威风，吆五喝六地催女人上菜斟酒，随着客人夸娘子的菜做得如何如何的好。而女人亦心领神会，作唯唯诺诺状，贤惠无比。其实，那菜肴都是男人事先配置好了，交代好了，让女人尊临厨下，作举手之劳的象征性操作而已。

男人的自尊与虚荣得到了满足，做了一回老爷儿们。女人亦赢得了贤淑能干的美誉，且还有丈夫私下的赔罪讨好，何乐而不为？夫妻联袂唱双簧，合奏一曲琴瑟和谐的锅碗瓢盆交响曲，即使掺了假，却依然很动人，很感人。

男人下厨日久，上了瘾，走火入魔，就会分不清苦与乐，且以苦为乐，三天不下厨，手心就痒痒难受。醉心厨下且擅刀笔者，有感于下厨之事，故就有了《下厨乐》之类的文章，遣词造句如烹炒煎炸，香气四溢，唯见其乐融融，却把下厨的苦衷烦杂给忽略了。

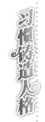

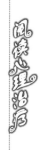

静极见天心

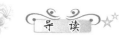 导 读 ★

　　在定义人是劳动的动物以及歌颂人的辛勤劳作时，我们千万不要忘记，人的心灵还需要安静的思考和清净的修养。

　　为什么先要静，才能有所悟，才能修身养性？春秋战国时编撰的《淮南子》中说："夫精神气志者，静而日充以壮，躁而日耗以老。"将静视为养生之根本。宋徽宗读《道德经》后说："守静而至于笃，则万态虽杂而吾心常彻，万变虽殊而吾心常寂。"圣人将以静观动、以静待变作为处世做人的准则。明代学人吕坤说："天地间真滋味，惟静者能尝得出。天地间真机括，惟静者能看得透。天地间真情景，惟静者能题得破。做热闹人，说孟浪语，岂无一得？皆偶合也。"（《呻吟语》）正如水不静则不能映照任何物体一样，心不静则不能参透天地人间的机理。

　　何为静？《庄子》中说：万物无足以扰心者，才是真正的静。在道家看来，虚静、恬淡、寂寞、无为乃是天地的本原和道德的极致。所以，近道莫若静。如何才能静？"虚则静"，"静则无为"，虚就是制止欲望或无欲。

　　为了达到无欲的目的，儒、释、道三教殊途同归，认为"静坐、忘情、止念，心死神活"。道家更是发明了静坐调息，使意念集中于"天心"（即两目之间），目光反转内观的内丹术。古人所说的"天心"实为人的天性、自性、良心所在，这实为一种自我意识中心理体验的隐喻。为什么"静极才能见天心"？因为，生活中的人总在为功名利禄奔波不息，在人与人之间的比较中彷徨而心里难平，在声色刺激中兴奋难安，实难有片刻内心的安静。因为我们带着欲望进入梦乡，所以连做梦也是胡思乱想。睡眠是无意识的静，那是生理抑制带来的暂时的安静，是所有哺乳动物都具有的生理现象，而人的伟大之处就在于他能克服大脑心猿意马的自然习性，有意识地、主动地控制心灵，使之进入一种清醒的、能反观自我意识的安静状况。按照弗洛伊德的学说，这将有助于意识与无意识的自由对话。

由此可见，健康不仅需要劳动，也需要休闲；不仅需要忙碌，也需要安静。

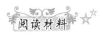

阅读材料

论躺在床上

◎林语堂

看起来我是天命注定要做一个市场哲学家的，可是我没有办法。一般地说来，哲学似乎是那种把简单的东西弄得难懂的学问，可是我能想象得到一种使困难的东西简单化的学问，"唯物主义"、"人文主义"、"超绝主义"、"多元论"，及其他的一切"主义"虽然都有冗长的理论，可是我想这些哲学体系并不比我自己的哲学更深刻。归根结底地说来，生活不外是吃饭、睡觉、和朋友们相会、作别、团聚和送别会、泪和笑、两星期剪一次头发、在一盆花上浇水、看邻人由屋顶上跌下去；用一种学术上的隐语，把我们关于这些人生简单现象的观念加以装饰，乃是大学

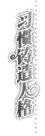

教授掩饰极端空虚的思想或极端含糊的思想的一个诡计。因此，哲学变成一种使我们越来越不了解自己的学术。哲学家所完成的功绩就是：他们讲得越多，我们越觉糊涂。

人们很少知道躺在床上的艺术的重要性，这是很奇怪的。据我看来，世界上最重要的发现，无论在科学方面或哲学方面，十分之九是科学家或哲学家，在上午两点钟或五点钟盘身躺在床上时所得到的。

有些人白天躺在床上，有些人夜间躺在床上。讲到"lying"这个词，不外乎两种意义，一为身体上的，一为道德上的，因为这两种动作恰巧是符合一致的。我相信躺在床上是人生一种最大的乐趣；我觉得那些像我这样相信的人是诚实者，而那些不相信躺在床上的人是撒谎者，他们事实上在白天是大撒其谎的，在外表方面如此，在道德上亦莫不如此。那些在白天撒谎的人是道德促进家、幼稚园教师和《伊索寓言》的读者，而那些和我坦白承认一个人应该有意培养躺在床上的艺术的人，都是诚实者，他们宁愿读《爱丽丝漫游奇境记》（Alice in Wonderland）这一类不含教训的书。

身体上和精神上躺在床上的意义是甚么呢？由身体上言之，躺在床上是我们摒弃外物，退居房中，而取最合于休息、宁静和沉思的姿势。躺在床上有一种适当而奢逸的方法。最伟大的人生艺术家孔子是"寝不尸"的，是盘身而卧的。我相信人生一种最大的乐趣是蜷起腿卧在床上。为达到最高度的审美乐趣和智力水准起见，手臂的位置也须讲究。我相信最佳的姿势不是全身躺直在床上，而是用软绵绵的大枕头垫高，使身体与床铺成三十角度，而把一手或两手放在头后。在这种姿势之下，诗人写得出不朽的诗歌，哲学家可以想出惊天动地的思想，科学家可以完成划时代的发现。

人们很少知道寂静和沉思的价值，这是可怪的。在你经过了一天的劳苦工作之后，在你和许多人见面，和许多人谈话之后，在你的朋友们向你说无意义的笑话之后，在你的哥哥姐姐想规劝你的行为，使你可以上天堂之后，在这一切使你郁然不快之后，躺在床上的艺术不但可以给你身体上的休息，而且可以给你完全的舒畅。我承认躺在床上有这一些功效，可是其功效尚不止此。躺在床上的艺术如果有着适当的培养，应该有清净心灵的功效。许多商业中人每以事业繁忙自豪，一天到晚东奔西跑，席不暇暖，案上三架电话机拨个不停。殊不知他们若肯每天上午一点钟或七点钟醒在床上静躺一小时，牟利一定可以加倍。假使躺到上午八点钟才起来，那又何妨？如果他放了一盒上等香烟在床边的小桌上，费了充足的时间离床起身，在刷牙之前把当天的一切问题全都解决完毕，那可就更好了。在床上，当他穿了睡衣，舒服地伸直着腰或盘身而卧着，不受那可恶的羊毛内衣，或讨厌的腰带或吊带、令人窒息的衣领和笨重的皮鞋所束缚时，当他的脚趾自由开放了，恢复它们白天失掉了的自由时，在这个时候，有真正商业头脑的人便能够思想了，因为一个人只有在脚趾自由的时候，头脑才能够获得自由，只有在头脑自由的时候，才能够有真正的思想。这样，他在那种舒服的位置之中，可以追思昨天做事之成绩及错误，同时拣定今日工作之要点。他与其准时在上午九点钟或八点三刻到办公处，像奴隶管理人那样地监督他的下属人员，而"无事忙"起来，还不如胸有成竹地到上午十点钟才上办公处。

　　至于思想家、发明家和理想家，在床上静躺一点钟的效力尤其宏大。文人以这种姿势来想他的文章或小说的材料，比他一天到晚坐在书台边所得的更多。因为他在床上不受电话、善意的访客和日常的琐事所打扰，可以由一片玻璃或一幅珠帘看见人生，现实的世界罩着一个诗的幻想的光轮，透露着一种魔术般的美。在床上，他所看见的不是人生的皮毛，人生变成一幅更现实的图

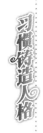

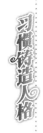习惯铸造人格

73

画，像倪云林或米芾的伟大绘画一样。

所以如此者，是因为当我们躺在床上之时，一切肌肉在休息状态中，血脉呼吸也归平稳了，五官神经也静止了，由了这身体上的静寂，使心灵更能聚精会神不为外物所扰，所以无论是思想，是感官，都比日间格外灵敏。一切美妙的音乐，都应该取躺卧的姿势，闭着眼去详细领略。李笠翁早已在《论柳》一篇里说过，闻鸟宜于清晨静卧之时。假如我们能利用清晨，细听天中乐，福分真不小啊！事实上，多数的城市都洋溢着鸟儿的音乐，虽则我相信有许多居民没有感觉到。例如，这是我一天早晨在上海所听到的声音：

> 今天早晨，我五点就醒，躺在床上听见最可喜的空中音乐。起初是听见各工厂的汽笛而醒，笛声高低大小长短不一。过一会儿，是远处传来愚园路上的马蹄声，大约是外国骑兵早操经过。在晨光熹微的静寂中，听马蹄嘀嘟，比听布拉姆斯（J. Brahms——十九世纪德国作曲家）的交响曲还有味道。再过一会，便是三五声的鸟唱。可惜我对于鸟声向来不曾研究，不辨其为何声，但仍不失闻鸟之乐。
>
> 自然鸟声以外，还有别种声音。五点半就有邻家西崽叩后门声，大概是一夜眠花宿柳回来。隔弄有清道夫竹帚扫弄沙沙的声音。忽然间，天中两声"工——当"飞雁的声音由空中传过。六时二十五分，远地有沪杭甬火车到西站的机器隆隆的声音，加上一两声的鸣笛。隔壁小孩房中也有声响了。这时各家由夜乡中相继回来，夜的静寂慢慢消逝，日间外头各种人类动作的混合声慢慢增高，慢慢洪亮起来。接下佣人也起来了，有开窗声，钩钩声，一两咳嗽声，轻微脚步声，端放杯盘声。忽然间，隔房小孩叫"妈妈！"

这就是我那天早晨在上海住所听到的大自然音乐。

在那年整个春天之中，我最享乐的，就是听见一种鸟声，与我幼时在南方山上所听相似，土名为Kachui，大概就是鸠鸟。他的唱调有四音——do、mi、re、ti，头二音合一拍，第三音长二拍半，而在半拍之中转入一简短的低阶的ti（第四音）——第四音简短停顿的最妙。这样连环四音续唱，就成一极美的音调，又是宿在高树上，在空中传一绝响，尤为动人。最妙者，是近地一鸠叫三五声，百步外树梢就传来另一鸠鸟的应声，这自然是雌雄的唱和，为一切声音的原始。这样唱和了一会，那边不和了，这边心里就着急，调子就变了，拍节加快，而将尾音省去，只成do、mi、re三音，到了最后无聊，才归静止，过一会再来。这鸠鸟的清唱，在各种鸟声中最美而留给我最深的印象。此外鸟声尚多，我除了用音乐的乐谱之外，不晓得怎样描写这些歌声，可是我知道这些歌声之中有鹊鸟、黄鹂和啄木鸟的歌声，以及鸽子的咕咕声。雀声来得较迟，就是因为醒得较迟，其理由不外是我们的伟大美食家兼诗人李笠翁所指出的。别的鸟最怕人，我们这最可恶的人类一醒，不是枪弹就是掷石，一天不得清静，所以连唱都不能从容了之，尽其能事了。故日间吟唱，其唱不佳，为此只好早点起来清唱。唯有雀，既不怕人，也就无妨从容多眠一会儿。

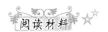

散步的哲学

◎ 蓝荫鼎

当一天的工作结束了之后，散步是一种最好的运动，也是一种最好的休闲歇息。

因为，从日出到日落，人不是被关在房间里，就是被封在车子中，不论脑海或心田也都填满了庸碌琐碎的俗事。八小时的工作时间总得耗费十六小时的心智精神，所以，在离开了工作之后，吃罢晚饭，伸个懒腰，挽着老伴儿，在星光月影路灯下溜达溜达，不只是舒活筋骨，还真是人生的一大享受呢！

当然，散步并不一定在晚上，任何时间只要有工夫、有兴趣皆可以穿上便鞋，畅行自如。

都市里热闹而拥挤的街道，已经不能给人散步时当有的悠闲与安逸，于是在假日里到郊外田野间散步，才真能令人心旷神怡。

乡间田埂小径，没有都市的烦嚣，仰望蓝天，俯视绿野，与自然共呼吸。放眼望去，远山近树婀娜多姿，风景之美，情趣之妙，只有当局者才能心领神会。

除此之外，散步常可带领我们到自己生活圈外的环境。在路边歇歇脚时，卖茶叶蛋的老先生会告诉你，这价廉物美的茶叶蛋是经过多少工夫才做出来的；在田间眺望的时候，播种除草的农夫也会对你分析，如何才能收获丰盛的稻米。这样一方面可以结交许多朋友，和各种各样的人自由自在地聊天，一方面也得到了许多书本之外的真知识，因而足迹所至，耕田、种菜、养鸭、牧牛等都可以提供深刻而真切的学问，推而广之，则一生受用不尽。

至于借散步而游于大地之上，俯仰天地之间，仰望天际之奥理，俯窥大地之包容，而心存感谢，默思反省，这对人生而言，都是非常有意义的。

谈到这儿，不由得想到有位西方的大哲学家很偏爱"散步"，只要稍有余暇总喜欢在山涧田野四处游荡。他也很爱买东西，每逢出门老是酒啊、葡萄干啊，什么花生米、饼干的买上一大堆，买了之后并不捎回家，只是信手藏塞在路边的大树根下、草堆里、石壁缝中。

有一天，这位哲学家和老友出门散步，一直徘徊到天黑，老友不禁腹饥难熬，开始埋怨。哲学家笑而不语，只见他在草丛里摸摸，石壁中挖挖，东搜西寻的，又在大树根下找到一瓶陈年老酒，月光下两人席地而坐，对饮起来。

事后，两人再谈起此事，余味无穷，哲学家便自然地说明：这就是散步艺术。

当然，在我们日常的散步中不可能找到美酒和点心，不过，要是肯用心地到处搜索，相信那获得的宝藏绝不是一点吃的东西可以比得过的。

医生护士们强调散步对健康长寿有数不尽的好处，我很赞同，不过我这固执的老头却更要强调散步对修身养性功效极高。其实我们都有经验，在目前日常繁忙的生活里，要找一丝清静是不很容易的。在办公室里有忙不完的公事，动不尽的脑筋；回到家里，饭菜、房租、子女、亲戚、朋友，又是数不清的鸡毛蒜皮的小事。管嘛，累死人！不管嘛，又逃不掉！这就是生活。因此许多人被卷进生活的旋涡里，完全为了争名夺利讨别人欢心而放弃了自己的人格与理想抱负，要是没有一个"想"的机会，就永远无法自拔。

另外，更有许多人生活在现实与理想的正面冲突之间，自己原本计划得有板有眼，可是社会是众人的组合，必须和别人联络、研究、妥协，于是不甘心妥协又不能不妥协时，使人变得暴躁、乖僻，要是没有一个"想"的机会，这种情形就只有日趋严重。

所以，在许多人需要"想"的情况下，散步则带领人暂时离开现实，可以平心静气地想一想。

当我们缓步时，仰望深蓝的天，平视一望无际的山与大地，心胸自然为之开朗，杂念尽去，思索也因此而活跃。所以，不论

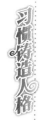

是用脑子研究问题，或是用心忏悔、用灵感创作，都较拘束在一方小室中，香烟熏鼻，来得深刻透彻。而当脚踏大地，头顶天幕，拂着轻风的时候，人也与自然融为一体，对于心性的调理较为顺适。

许多人明知烟有害于人体，仍以"饭后一支烟"为人生的享受之至乐。现在人人都知道散步有百益而无一害，所以我们更该提倡"饭后散散步"，相信在以天为盖、以地为底的大礼堂里，我们只要持之以恒，多多深思，必可获得更好的修养和健康的身体。

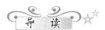

阅读的苦与乐

　　读书可以获得快乐。读好书就像与名人圣贤促膝谈心，聆听教诲，何不充实？读书如与知音闲聊神侃，心不设防，口无遮拦，何不舒畅？读书过程中与作者思想碰撞，偶有灵感火花，茅塞顿开，何不惊喜？俗话说，人生得一知己足矣，博览群书如得知音无数，有知音的理解和共鸣，何不满足？读书者足不出户，天下大事无一不晓，如何不聪？

　　读书如何才能乐？首先，必须不为功名利禄而读。如为高考、为升官发财等目的而读书肯定无乐趣可言。快乐的读书应该是"乘其兴之所适"。古人云：读书太乐则散漫，太苦则枯燥乏味，这两者都可能导致精神偏枯如痴，失去读书之真乐。其次，要有适宜的读书环境。明代学人吴从先认为，"读史宜映雪，以莹玄鉴"，因为雪光澄澈晶莹，使心境无尘染，如明镜照物；"读子宜伴月，以寄远神"，因为秦汉子书，精义入神，韵致高远，月下诵读能使人寄兴千里，领略子书博大精深的神韵；"读佛书宜对美人，以免堕空"。此外，读《山海经》等书宜倚疏花瘦竹、冷石寒苔，以便以实约虚；读忠烈传、诗词等皆寻相宜之情境，使之情与境合，充分体验人生的各种情致，领略读书的无穷乐趣。

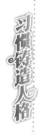

要达到快乐读书的高境界，就要注意读书不能尽信书，也不能沉迷于书中而不能自拔。书各有其趣，各有不足，作者的认识、情绪各有偏颇，如有的愤世嫉俗，慷慨激昂；有的气骄志满，好为人师；有的忧世伤感，杞人忧天；有的诡秘虚妄，欺世盗名；有的高谈阔论，天马行空。如果长期沉迷于某一类书，就可能会走火入魔、不能自拔。书能移人性情，故君子应博览群书，相互参照，以免偏听不明、情志误遭。读书若尽信书，则不如无书。读书必须具有批判精神和怀疑精神，在读书时能发现疑点，或有新的领悟，才是读书获得快乐的高境界。

当然，读书也有苦，因为好书难觅、知音难求；因为你急切想了解作者的思想，却往往晦涩难解，若隐若现，意深难测；因为外界精彩的世界太喧哗吵闹，读书的冷板凳难坐；因为每日匆匆，工作繁忙，读书的时间太少；因为与遥远的知音无缘对话或相见恨晚，书友天南地北难相聚，读书成了一种孤独⋯⋯

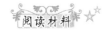阅读材料

关于思考

◎［德］叔本华

不管任何藏书丰富的图书馆，假如不加整顿、杂乱无章的话，它给予我们的利益，还不如那些规模小、藏书少，但整理得条理井然、分类清楚的图书馆。同理，不管你知识如何的渊博，如若不能反复思考咀嚼消化的话，它的价值，远逊于那些所知不多但能予以深思熟虑的知识。何以言之？因为我们若要将所学得的知识消化吸收，变为己有，并且能够充分应用发挥的话，就必须经过思考的过程，把自己的知识在诸方面相结合，或是把你的

真理和其他的真理互相比较。当然，我们所能"深思熟虑"的东西，范围狭窄得很，它只局限于我们所熟知的事情，所以，我们必须不断地求上进，不断地学习。

读书或学习，我们可以随心之所欲，爱读什么就读什么，爱学什么就学什么。但这里的所谓"思考"，可就不是这么回事了，它像在风中燃火一般，必须始终不断地煽动，才能维持火焰不熄；思考时，必须要对思考的对象发生"兴趣"，不断地刺激它，并且要持之久远，不可懈怠。思考兴趣发生的原因可分为两类：一类是纯粹客观性的，另一类是主观性的。后者是在有关自我的事件时引发了思考的兴趣；前者是对宇宙万物发生兴趣，这一类人之所以思考，就如同我们的呼吸一般，纯属生理的自然现象，当然，这类人并不多见，连一般的所谓学者，真正在思考的，为数也少得可怜。

思考和读书在精神上的作用，可说是大异其趣，其距离之大，恐令人难以置信。本来人类的头脑就有着个别的差异，有的人喜爱读书，有的人迷于沉思，再加上前述的距离，使得这原有的差异，越发扩大起来。读书的时候，精神的一切活动全为书本所支配，随书本之喜而喜，随书本之忧而忧，此正如把印章盖在封蜡上一样，其喜怒哀乐的情绪，原不属于自己的精神所有。思考时则不然，在思考的瞬间，精神和外界完全隔绝，随着自己的思考而活动，它不像读书，被别人特定的思想所控制，而是按照当事者的禀性和当时的心情，供应一些资料和情绪而已。所以，一天到晚沉浸于书中的人，他的精神弹力便要消失殆尽了，这就和长时期被重物所压的弹簧一般，它的弹力必定会消失的。你如果想做个没有个性、没有思想的动物，去当个"蛀书虫"确是不二法门。大概说来，一般"博闻多识"的人，大半都无较佳的才慧，他们的著作所以不能成功的道理，正是因为一味死读的

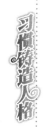

关系。这类人正如波普①所云："只是想做个读者，不想当作者。"

所谓"学者"，是指那些成天研究书本的人；思想家、发明家、天才以及其他人类的"恩人"，则是直接去读"宇宙万物"。

严格说来，有他本身根本思想的人，才有真理和生命，为什么呢？因为我们只有对自己的根本思想，才能真正彻底地理解，从书中阅读别人的思想，只是捡拾他人的牙慧或残渣而已。

经阅读后所了解的思想，好像考古学家从化石来推断上古植物一样，是各凭所据；从自己心中所涌出的思想，则犹似面对着盛开的花朵来研究植物一般，科学而客观。

读书不过是自己思考的代用物而已。我们只可以把书本当做"引绳"，阅读时依赖他人把自己的思想导向某方面。但话说回来，有很多书籍非但无益，而且还会引导我们走向邪路，如果轻易被它们诱惑的话，我们势必陷入深渊歧途不可。所以，我们心中要有个"守护神"，靠他来指示迷津，引向正道。这个守护神，只有能够正确思考的人才有之。就是说，唯有能自由而正当思索的人，才可发现精神上的康庄大道。所以，我们最好在思想的源泉停滞之时，才去读书。思想源流的停滞，连最好的头脑也经常有此现象。不如此，而手不释卷地孜孜勤读，把自己的思想放逐到僻静的角落，这对思想的圣灵实是罪过。这类人正如一些不得要领的学画者，成天看着干枯的植物标本，或铜板雕刻的风景，而把大自然的景物置于脑后一样。

思考的人往往会发现一种现象：他搜索枯肠，绞尽脑汁，经长时间研究所获得的真理或见解，闲来不经意地翻开书本来看，原来这些论调，别人早已发掘到了。泄气？失望？大可不必。这个真理或见解是经过你自己的思考而获得的，其价值自非寻常可

---

① 波普（Pope，1688—1741），英国诗人，拟古主义之领袖。

比。唯是如此，才更能证明该种真理或见解的正确性，它的理论才更能为大众所理解、所接受，如是，你成了该真理的一员生力军，这个真理也成了人类思想体系的一支。并且，它不像一般读来的理论，只是浮光掠影而已，它在你的脑海中已根深蒂固，永远不会消逝。

自己思索的人，他的意见以后可能被举为权威的例证。这时候的"权威"和一般书籍哲学家所据以为"权威"的情形不同。前者的意见和他自身有着强有力的连结；后者不过是搜集整理归纳别人的意见。它就好像是用一些不知名的材料所做成的自动木偶一样，而前者与之相比，则是个活脱脱的生人，因为它是从外界在"思考之心"中植下胚胎，经过受胎、妊娠、分娩等过程而产生出来的。

靠着学习得来的真理，就好像义手、义脚、义齿或蜡制鼻子及利用皮肤移植术等附着在身体的器官一样——也许还不如它们来得逼真。而自己所思索得来的真理，则好像自然的身体四肢，确确实实属于自己所有。哲学家和一般学者的最大分野即在此。由是之故，他们在精神上的收获也大异其趣。哲学家有如一个画师以正确的光影、适当的比例、调和的色彩，画出一幅动人的杰作。而学者呢？他只是把各种色料加以系统的排列而已，它酷似一个大的调色板，既无变化也不调和，更没有丝毫意味。

读书是意味着，利用别人的头脑来取代自己的头脑。自己思考出来的东西，尽管它不见得是严密紧凑，但总是个有脉络可寻的总体，我们可赖它向某种体系开展，比起看书吸收他人的思想，可说是利多害少。为什么呢？因为后者的思想是从各种形形色色的精神而得来，属于别人的体系，别人的色彩。它不能像自己思考的人，已把自己的知识、个性、见解等融合成一个总体。他的脑子里三教九流、诸子百家的思想纷然杂陈，显得混乱不堪，这种思想的过度拥挤状态，攫夺了一个人的正确观察力，也

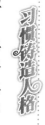

使人失去了主见，并且很可能导致精神秩序的紊乱，这种现象，我们几乎在所有的学者身上都可发现。所以，在健全的理解力和正当的批判力等方面来说，这类人远不如那些所学无几的人。后者虽说是胸无点墨，但靠着经验、阅历以及零碎的阅读，把所学得的一点知识，和自己的思想融合，或在自己的思想下臣服，所以他们有主见，有判断力。其实，学术性的思想家做法也不外是如此，只不过他们的尺度较大，比较有深度而已。思想家们因为要用到许多知识，所以非多读不可，但他们精神力极强固，能把所有的东西克服或同化，融进他们的思想体系内，因之，他们的识见虽是规模愈来愈大，但已做有机的关联，全部隶属在他们的思想总体系之下了。这种场合，这些思想家的固有思想，就如同风琴的低音主调，任何时刻都能支配一切，绝对不会被其他音调压制。而在那些知识上的大杂烩的头脑中，好似一支曲子渗进很多杂音，它的基本调久久仍找寻不出来。

以读书终其一生的人，他的知识完全从书本中汲取而得，他们有如阅读了许多山水、游记之类的书籍，对于某地或某国的有关知识虽可粗枝大叶地说出来，但是甲地和乙地是如何地联络，人文、物产、习俗又是如何等，则说不上来。反之，以思考终其一生的人，就像土生土长的父老，一打开话匣子便能把本地事事物物的来龙去脉，以及各种事实或传说和事物的总体关系等，如数家珍般地道出来。

一般的"书籍哲学家"，如同历史的研究者；自己思考的人，犹似事实的目击者。后者，不论对任何事情都是靠他切身的经验，直接领会理解而来，绝不会人云亦云。所以，思想家在根本上是一致的，只是因为立足点不同而互有差异。但他们都是把握客观的原则，如果事件本身不使立足点发生任何变化的话，他们的见解则毫无不同。我们往往可体验到：某些自觉太过标新立异的议论，踌躇再三才把它公之于大众，到了后来，在古圣先贤的书籍中，赫然发现也有同样的见解，因而感到一种欣喜的惊愕。书籍哲学家与此相反，他们所讨论的不外是，甲的说法如何，乙则是如何的看法，而丙又怎样地提出商榷，然后才努力地做些批评、比较的工作。这样的追求事物的真理。他们很像写批评的历史著述家。例如，研究莱布尼茨①在某时期的短暂间是否有斯宾诺莎派思想的存在，供给这些好事者的材料就是赫尔巴特②的《道德及自然法的解剖和说明》及《关于自由的书简》。做这类工作时，必要遍翻典籍，他们所下的苦功，恐怕任谁也会吃惊吧！反之，如果眼中只有事件，只要稍加思索，则立可达到目的。但话说回来，坐而读也有它的好处，只要功夫深，总可达到你的目的，用思索的方法则否。思想和人一样，不是任何人都可让你随叫随到的，要看人家高兴不高兴，乐意不乐意。某种事情的思索，如一切的外在机缘和内在气氛都很调和，它自然地就涌出来。唯其如此，思想绝不是他们本来就有的东西。关于这点，我们可在思考有关自己利害得失的场合得到说明。当我们决定关于个人的利害事件时，常常刻意地选个适当的时间和场所，静坐沉思，仔细地分析其理由或原因，再推究其后果……总之是无所不思，无所不想，但到最后，还是没有个决定。为什么呢？那是因为事不关己，关己则乱，这种场合，我们对于该事件的考察，往往不能安定，而转向其他事物方面去；加之，对此事件的嫌恶，也构成一个原因。所以，此时，我们万不可勉强自己去思考，应等待让思考的气氛自然涌上来。此气氛，往往会唐突而且重复地到来。不同的时间，不同的情境，给予事件的见解也完全不同。如此这般，各种思想徐徐而来，到最后就是所谓"决心的成熟"。成熟思想的路径为什么如此繁复呢？这是因为思考过程

---

① 莱布尼茨（Leibniz，1646—1716），德国哲学家、自然科学家、数学家。
② 赫尔巴特（Herbart，1776—1841），德国哲学家、教育家。

大都呈"分割"的状态，因此，以前所经验过的事事物物，逐渐出现在眼前，并且事物也逐渐明朗化，了解也更深刻，如此便能耐着心去思想，当初的嫌忌也因而消失了——理论方面的思考亦复如此，也是一定要等待良好时间的到来，再说，任你再好的头脑，并不是所有的时间都是适于思考的。因此，我们最好能利用思索以外的时间来读书。读书，正如上面所述，它是思考的代用物，而且，此中还有许许多多别人替我们想出来的，和我们不同的方法，可以供给我们精神材料。读书的性质是如此，所以我们不必要读太多的书，如若不然，精神习惯于代用物，将会忘却事物的本身；总是踏着人家已经开拓的道路，而忘却行走自己的思考道路。再说，因为经常耽于书卷中，眼睛就脱离了现实世界，而思考的机缘和气氛，由书本所启发的次数远不如现实世界多，因为现实世界和眼前的事物，具有其原始性和力，是思考精神的最佳对象，最容易促使此精神活动。

从这事实来看，说我们可从著述中鉴别出谁是思想家，谁是书籍哲学家，实在是一点也不奇怪。很明显的，前者是真挚的、直接的、原始的，所有的思想和表现都具有独立的特征；后者则与此相反，他们只是拾人牙慧，是承袭他人的概念，就像把人家盖过的图章再盖一次一样，既缺乏力量，也模糊不清，而且，他们的文体是由传统的陈词滥调和流行语句组织而成，这情形，恰似因为自己的国家不能铸造货币，而以他国的货币通货的国家一般。

经验和读书一样，不能替代思考。纯粹的经验和思考间的关系，如同食物之对于消化。如果"经验"自夸地说，由于它的发现，才能促进人智的发展，这就像嘴巴自夸身体的存续完全由于它的工作一样的可笑。

具有真正能力的头脑，他们的"确实"和"明晰"实在是常人所不能及的，这类人的头脑，时时刻刻都有一种确实明晰的表达欲望——不论以诗、以散文，或以音乐。普通凡人则否，据此我们可立刻辨识作者头脑的能与不能。

第一流作家的精神特征是，他们的一切判断都是直接的。他们所产生出来的作品，也都是自己思索的结果，发表之后，不论是在任何场合，谁都能认定是第一流的东西。因而他们在精神领域中，如同诸侯一样是直属于帝国，其他的作家只是站在陪臣的位置。

因此，真正思索的人，在精神王国中，等于一国的君王，具有至高无上的权威的，他的判断如同君主的圣谕，他的话就是权威——君主是不接受他人的命令，也不认识其他的权威的。反之，局守于世俗流行的诸种意见的凡俗作家，像默从法律和命令的平民一样。

有些人每每爱引用权威者的词句，来争论某事件，以取代自己贫乏的理解和见识。笔战中引出他们的东西，便像取得莫大靠山似的，而雀跃莫名。这种原因的形成，想来大概是受到塞内加①所说"与其批评，不如信任"这句话的影响。因为论战之际必须有防身和攻击的武器，这类人既无思考力，又乏批判力，所以只好引用权威之言（这也是基于对权威者的尊敬），以为找到最好的护身符，振振有词地据之而辩，发出胜利的呼声。

现实的世界中，不管能举出多少理由，来证明我们是过得如何的幸福，如何的愉快，事实上，我们也只是在重力的影响下活动而已，战胜了它，才有幸福可言。但在思想的世界中，只有精神，没有肉体，也没有重力的法则，更不会为穷困所苦。所以，有优美丰饶心灵的人，在灵思来临的一刹那间所得到的启示，其乐趣绝非俗世所能比拟。

思想浮现在眼前，如同你的恋人就在跟前一样，你绝不会对

—————————

① 塞内加（Seneca，约公元前4—公元65），古罗马"斯多葛"派哲学家、政治家、剧作家，为皇储尼禄之师。

恋人冷淡，我们也绝不会忘记此思想。如果它们远离你而去，从心中消失时，则又是如何呢？即使最美好的思想，如果不即时把它写下，恐怕就此一去不回头，想找也找不到了。恋人也如此，如果不和她结缡的话，也有离我们而去的危险。

对于爱思考的人来说，此世界实不乏有价值的思想，但这些思想中，能够产生反跳或反射作用力量的，也就是说，此思想著述成书后能引起读者共鸣的，却不多见。

起初，人们思考那些真正有价值的东西，只是为自己着想——原来，思想者可分成两种，一种是专为自己而思想，另一种是为他人而思想。前者称为"自我思想家"，只有这类人才能认真地思考事情，所以他们才是真正的哲人，实际上，他们一生的快乐和幸福，也是在思想之中；后者可称为"诡辩派"，他们渴望人家称他们是"思想家"，他们的幸福不是在本身中，而是在他人的喜好中。换言之，他们只是热衷于投世俗之所好。另外还有一种人介乎两者之间，我们要看他全部的做法，才能判定他是属于哪一类。里希田堡①是第一类的典型；黑格尔很明显地是属于第二类。

生存问题——这个暧昧的、多苦的、须臾的、梦幻般的问题，一认真讨究，恐怕所有的工作都得搁下了。实际上，除极少数的几个人外，一般人对这个问题都没有丝毫感悟，甚至是尽量避开它，觉得与其讨论此问题，不若把这些心思用在和自己有切身关系的事情上。或者，仅取俗世哲学的一体系，来满足大众——想到这点，说"人是思考的生物"，实很可疑，所谓"思考"，也成了有多种不同的解释。再往后，对于人类的无思想，或愚蠢，也不会特别的引以为奇了——普通人智慧的视野，当然比动物来得广阔（动物是不能意识过去和将来的，只存在于

---

① 里希田堡（Lichtenderg，1744—1814），德国物理学家、哲学家。

"现在"中），但并不如一般人所想象的那般深远。

如果世界充满真正思考的人，我想，大概不会容许有那么多形形色色的噪音吧！然而，社会的每一个角落却充斥着令人心惊肉跳和毫无目的的噪音（见《关于噪音》）。造物主在创造人的时候，果能尽如我们之所愿，实在不应该给我们安上耳朵，或者，至少能像蝙蝠一样地在我们耳里装置上空气不能通过的"覆皮"（这点，我实在非常羡慕蝙蝠）。但人类不过也是和其他动物同样的可怜。上苍造人的时候，早已算定只要具有足以维持生存的力量就够了。因此，不论昼夜，不管有没有人咨询，人的耳朵始终是开着的，那是为了便于向我们报告"迫害者的接近"。

（陈晓南　译）

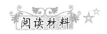

阅读是一种孤独

◎ 毕淑敏

阅读的感觉难以比拟。

它有些像吃。对于头脑来说，渴望阅读的时刻必定虚怀若谷。假如脑袋装得满满当当，不断溢出香槟酒一样的泡沫，不论这泡沫是泛着金黄的铜彩还是热恋的粉红，都不宜于阅读，尤其是阅读名著。

头脑需嗷嗷待哺，像荒原上觅食的狼。人愈是年轻的时候，愈是贪吃。随着年龄的增长，我们吃得渐渐地少了，但要求渐渐地精了。我们知道了什么于我们有益，什么于我们无补。我们不必像小的时候，总要把整碗面都吃光，才知道碗底下并没有卧着

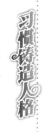

个鸡蛋。我们以为是碗欺骗了我们，其实是缺少经验。有许多长寿的人，你问他常吃什么食品，他们回答说：什么都吃，并无特殊的禁忌。但有许多东西他们只尝一口，就尖锐地判断出成色。我想寿星佬的胃一定都是很坚强的，只有一个坚强的胃才能养活得了一个聪明的脑。读书也是一样，好的书，是人参燕窝熊掌，人生若不大快朵颐，岂不白在世上潇洒走过一回？坏的书，是腐肉砒霜氰化物，浪费了时间贻误了性命。关于读什么书好的问题，要多听老年人的意见，他们是有经验的水手。也许在航道的选择上有趋于保守的看法，但他们对于风暴的预测绝对准确。名著一般多是经过了许多年代的考验，是被大师们的智慧之磨研磨了无数遍的精品。读的时候，像烈火烹油的满汉全席，为大享乐。

它有些像睡。我小的时候，当我忧愁，当我病痛，当我莫名其妙烦躁的时候，妈妈总是摸着我的头说，去睡吧。睡一觉也许就好了。睡眠中真的蕴藏着奇妙的物质，起床的时候我们比躺下时信心倍增。阅读是一种精神的按摩，在书页中你嗅得见悲剧的泪痕，摸得着喜剧的笑靥，可以看清智者额头的皱纹，不敢碰撞勇士鲜血淋淋的创口……当合上书的时候，你一下子苍老又顿时年轻。菲薄的纸页和人所共知的文字只是由于排列的不同，就使人的灵魂和它发生共振，为精神增添了新的钙质。当我们读完名著的最后一个字时，仿佛从酣然梦幻中醒来，重又生机盎然。

它有些像搏斗。阅读的时候，我们不断同书的作者争辩。我们极力想寻出破绽，作者则千方百计把读者柔软的思绪纳入他的模具。在这种智力的角斗中，我们往往败下阵来。但思维的力度却在争执中强硬了翅膀。在读名著的时候，我常常在看上一页的时候，揣测下一页的趋势。它们经常同我的想象相距甚远。这时候我会很高兴，知道自己碰上了武林中的高手。大师们的著作像某一流派掌门人的秘籍，记载着绝世的功法。细细研读，琢磨他们的一招一式，会在潜移默化中悟出不可言传的韵律。只是江湖上的口诀多藏之深山传之密室，各个学科大师们的真迹却是唾手可得。由于它的廉价和平凡，人们常常忽视了它的价值。那是古往今来人类最智慧的大脑留给我们的结晶啊！我一次次在先哲们辉煌的思辨与精湛的匠艺面前顶礼膜拜，我一次次在无与伦比的语言搭配之下惊诧莫名……我战胜自己的怯懦不断地阅读它们，勇敢地从匍匐中站起。我知道大师们在高远的天际微笑着注视着后人，他们虽然灿烂却已经凝固。他们是秒表上固定了的纪录，是一根不再升高的横杆。今人虽然暗淡，但我们年轻。作为阅读者，我们还处在生命的不断蜕变之中，蛹里可能飞出美丽的天鹅。在阅读中，我们被征服。我们在较量中蓬勃了自身，迸发出从未有过的力量。

阅读是一种孤独。几个人共看一本书，那只是在极小的时候争抢连环画。它同看电影看录像听音乐会是那样的不同。前者是一块巨大的生日蛋糕可以美味共享，后者只是孤灯下的一盏清茶，只可独啜，倾听一个遥远的灵魂对你一个人的窃窃私语。他在不同的时间对不同的人说过同样的话，但你此时只感觉他在为你而歌唱。如果你不听，他也不会恼，只会无声地从书页里渗出悲悯的叹息。你啪地合上书，就把一代先哲幽禁在里面。但你忍不住又要打开它，穿越历史的灰尘与他对话。

阅读名著不可以在太快乐的时光。人们在幸福的时候往往读不进书。快乐是一团粉红色的烟雾，易使我们的眼睛近视。名著里很少恭维幸运的话语，它们更多是苦难之蚌分泌的珍珠。

阅读名著也不可在太富裕的时刻。阅读其实是思索的体操，富裕的膏脂太多时，脑子转动得就慢了。名著多半是智者饿着肚子时写成，过饱者是不大读得懂饥饿的文字。真正的阅读，可以发生在喧嚣的人海，也可以坐落在冷峻的沙漠；可以在灯红酒绿的闹市，也可以在月影婆娑的海岛。无论周围有多少双眼睛，无论分贝达到怎样的嘈杂，真正的阅读注定孤独。那是一颗心灵对另一颗心灵单独的捶击，那是已经成仙的老爷爷特地为你讲的故事。

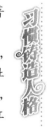

躺着读书

◎ 陈　村

　　近日外出，途经南京跳下车来，去会一位书友。他睡单人床，床边有书两排，贴墙而起，自床头伸到床脚。我在他床上躺过一躺，平平卧起，放出右手，就像身边长着一棵书的树，任采任摘。据资料，毛泽东也是这样读书，书半床人半床的。这样读书是很浪漫的。

　　读书的最佳姿势不是在课桌前，而是在枕上。凡读书人都知此诀窍。身体安静了，脑瓜才活跃得起来。何况读书也是一类占有，当然以躺卧为首选姿势。能有资格躺在自己身边的，不能不是密友；自己能不拘礼仪躺着相会的，也是密友；无拘无束的，平平等等的，心心相印的。推想开去，放在床头而不嫌的，必是人们心爱的物件。烟民将香烟放于枕边，匪徒将手枪置于枕下。尽管书刊既不能防身，也抽它不着，爱书的人依然不弃不嫌，朝夕为伴，犹如永恒的蜜月。

　　所以，我的那位朋友至今未娶。

　　从小喜欢读书，至今依然。可我不明白，为何读书。

　　我曾想出许多道理，写在纸上，发表出来教诲大家。我说过求知、求友、求情趣一类的话。此类话写在书报上，是很体面的。体面到十全十美，其中必有破绽。

　　我看的多半是闲书，无知无识的书，不看也不损失什么的书。比如《红楼梦》，虽说有爱红症的人能读上七八遍，有人不屑阅看难道是罪过不成？在我眼中，能躺着看的书方是好书。由此推想，我是在为自己躺着找个借口，以免无所事事，枉自谴责，身心分裂。

所以是个懒人。所以又仿佛不懒。一册一卷，勤勤勉勉的样子，将灯开到三更，仍目光炯炯，何懒之有？将太阳睡得老高，有书在手，心安而理得了。

我想，我与其说喜欢黑夜的宁静，不如说害怕黑夜中人的"假死"。我要竭力拖延这一过程，以书作为盾牌。我想，我与其说喜欢通晓奇闻轶事，不如视之对世界的逃避。躲在书后是安全的。任书中杀得天昏地黑，我隔岸观火，常常巴望火势冲天，以求壮观。

读书时，身体死了，又仿佛没死。看到紧张时分，肌肉也像参与者一般反应起来。在死中求不死，在不死中求死，似乎有点佛性的味道了。世事如烟，书中的一切与自己既相干又不相干，出世入世悉听尊便，进退自如。这么一种好处境，谁愿放弃呢？

人的生命过于短暂。人的目力不远，听力不深，舌头不长。人的欲望无限。感谢书中的天地，延伸了人的感官，时间与空间顿时化作眼前的小小的平面。再说，书中另成一个世界。那是多少代人的白日的梦境，拱手交出，与平辈及灰孙子共赏。在这样的事实前，人只能是无力的，唯有用躺卧来表达自己最深切的读书心得。

是啊，我们躺下了，我们也就成了古人，我们才有资格和古人说短论长，我们才能占有和奉献。我们躺下了，才最少意识到衣服的存在。我们和自己的身子组合成一个整体。我们能最充分地体验到"我"。一切都很放松，都在待命，任何抚慰和入侵都历历在目。

古今中外，人们跪、坐、站之姿因时因地而异，唯有躺卧最少变化。所以，躺着的我们，更容易走向前人，走向世界。文化的隔阂呈最小值。躺着是最开放的姿势。

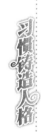

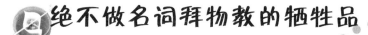

绝不做名词拜物教的牺牲品

导 读

　　语言问题不仅和理性思维有关，而且和梦、神经症、精神病等非理性思维有关。精神分析学派最杰出的方法和工作之一，是通过破译梦的象征性语言对潜意识加以解析。他们认为，象征性语言的逻辑虽然完全不符合我们白天的讲话习惯，但它曾是人类所有文化、历史中相同的语言，它有自己的语法和语义，如果我们要了解神话、童话和梦的真正秘密，这种语言就必须先被理解。① 与此相似的是，名词拜物教亦是一种古老的文化现象，而且与现实社会中的许多病态心理现象和神经症的思维特点有关。

　　文字的出现是文明产生与发展的重要条件。文字的产生将人类从动物世界提升起来，并成为社会文明发展的基石和拐杖。《新约·约翰福音》的第一句话就说："太初有道，道与神同在，道就是神。"语词其实就是创造文明的上帝或神！人类对语言的崇拜并没有仅仅停留在赞叹，甚至认为它具有避邪祈福的神秘力量。中国道教发明的符咒将这一信念推至顶峰。他们不仅是对语

---

　　① ［美］埃里希·弗洛姆著，郭乙瑶、宋晓萍译：《被遗忘的语言》，北京：国际文化出版公司2001年版。

言符号顶礼膜拜的信徒，甚至成了语言符号的奴隶和牺牲品。中国儒家亦是一个注重"名"的学派，认为"名不正则言不顺，言不顺则事不成。"（《论语·子路》）俗信认为，有一个响亮的名字，或吉利的电话号码或门牌号码，或将"福"字倒贴在门上，幸运之星就会降临头上。人们为一些所谓好听的虚名趋之若鹜，争长论短，伤透脑筋，甚至不惜花费重金。从这种意义上来看，当代社会中的一些心理病态者和神经症患者就是名词拜物教文化的牺牲品。下文试析这些人身上存在的语言拜物教的一些遗迹：

其一，追求某种行为（如自我安慰）的吉利次数常成为强迫症患者强迫行为的主要特征。具有强迫思维的患者为不能摆脱反复出现的语词、数字而痛苦，语词在这里已经成为一种不受主观意志控制的神秘力量。

其二，从比较的观点来看，个性固执或偏执的人和神经症患者往往反映出灵活性较差的语言模式；具有幻想和妄想的精神分裂症患者日常语言的逻辑却是根本性的混乱，取而代之的是另一种原逻辑的语言模式。可见，凡精神疾病都会对正常的语言模式产生影响。

其三，这些人很容易为不经意的语言所伤，或易为语言符号所暗示或蒙蔽。这显然是因为他们做了语言的奴隶，那不经意的语言便成了致病因子。谚云"谣言止于智者"，因为智者能参透语言符号的本质，故能成为驾驭语言和制造幽默的高手。

事实上，人既是语言的创造者，也是语言塑造的结果。根据语言与人格塑造的关系，格式塔理论认为，一个人内在的人格特点常常投射在其习惯语言的表达模式中。因此，我们可以经由对自己外在的语言习惯的关注，来增进对自己人格特征和思维习惯的察觉，使我们更清楚地认识和接近自我。

经验表明，自卑者和各种神经症患者在口语中常使用一些特

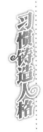

征性的句式。根据患者的这一特点，心理学专家便可通过句型替换实验来促进当事人人格的转变，促进患者对自己在现实问题上有责任感的察觉。例如，用"我……"的句式取代"他……"、"你……"的句式；用"我知道……我选择……"的句式取代"我知道……但……"的句式；用"我不愿……"的句式取代"我不能……"的句式；用"我选择……"的句式取代"我应当……"的句式；用"我能做些什么……"的句式取代"为什么……"的句式。

不要做语言的奴隶，为此了解道家的语言观也许很有帮助。老子曰："道可道，非常道。名可名，非常名。"道家已经意识到了语言不能尽意的先天不足，语词破碎之处无物存在，人类是不能摆脱语言的。问题是，我们应该始终记住，虽是人发明了语言，语言也塑造了人类，但我们不是语言的奴隶，而是语言的主人！

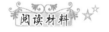

论读书的坏处

◎ 周　涛

读书的好处、妙处、会心处、得意忘形处，已经被先贤们讲得很充分了，我不想再重复。这里我只想挑剔一下读书的坏处。

读书有没有坏处呢？有人说"开卷有益"，那就是主张只有好处没有坏处。我以为，世上万事万物均包含好、坏两个方面的因素，因环境、条件、对象情况的不同而异，纯粹只带来好的结果的事物是没有的，读书也不例外。只是历来人们强调读书有益的方面的多，而对读书的坏处方面研究、探讨得少。

过去神州大地上还曾风行过十年"读书无用"的论调，搜书、焚书、禁书、无书，那一套文化专制的野兽行径，当不在本人对读书的坏处研究的范畴之列。因为我首先是主张读书有用的，不仅有用，而且是大大的有用；恰恰是越有用的事物，它的坏处的一面就隐藏得越深，越容易被人们忽略。

首先，读书是一种容易产生幻觉的行为。我们面对的是一些文字符号，这些文字本身有着几千上万年积淀的魔力——它没有图像却往往比图画更逼真，没有色彩却常常比一切花朵更缤纷灿烂，而且，它的每一个字几乎都是一个琴键，组合、碰撞出清脆迷人的乐感……"上穷碧落下黄泉"，文字所能诱发的幻觉世界也是无尽的！所以读书是一件足能令人迷醉成癖的事，这充分说明了书的性质，即现实生活对人的感发一经通过文字这道奇异的过滤之门，就已经不再是现实，而是现实经过一个人的大脑心灵凝缩而成的符号，它需要另一个人用自己的全部修养去破译，破译出来的，当然与现实距离更大。

书已经不是现实了，它是现实经过人的心灵过滤、创造出的一个新的实体，它像现实，却不等于现实。

许多痴迷的读书人的可笑处正在这里。迷醉于书中的世界时，自会疏离并陌生了现实世界。书那么小，但是这32开本的袖里乾坤却是那么浩瀚博大、融汇古今。它的不受时空限制的属性使它比现实生活这一明显受制于时空局限的世界显得更有魅力、更富于主体精神。然而正是这一点，使习惯于在精神历史太空里遨游的人们，每每降临到现实的山峦土地时现出艰难；现实是铁硬的，有其自身规律不以人的意志为转移的，对于个人或一部分人来说甚至是冷酷的、不讲道理的。

书里的世界既然与现实的世界有这么大差距，就容易造成嗜好读书而现实阅历较为单薄的人与生活格格不入。读书使人幻

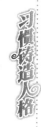

想，而现实实际；读书使人超前，而现实艰难；读书使人精神飞扬，而现实却迫使人压抑自我……如此这般。"书生意气，挥斥方遒"只能是纸面上的功夫，实现起来，即使是毛泽东那样的天才，也还得去慢慢走那个万里长征。

由此而还可以研究的，是读书缺乏现场感知。不仅是读书，一切传播媒介，如电影、电视、广播、录音，无论科学手段多么逼真，都无法代替现场体验，读书也是如此。一个小镇上的人，无论他看了多少有关大都市的书籍和电视，他还是不能算得上了解那座都市，他第一次进入那都市时，仍然会感到陌生慌乱，手足无措。看书和看电视时，主体是优越的、超脱的，他的心理安全不受影响，他完全是欣赏的姿态。但是一旦参与进去就完全不一样了，参与现实和超脱于现实之外欣赏、批评，完全是两回事。

许多在书里感人泪下的情节和场景，在现实中是无法照搬的，如果照搬，可能会使自己尴尬、别人厌恶。

许许多多的人生悲剧也恰是由这种书的教养与现实生存的不和谐酿成的。青灯黄卷也好，白首穷经也好，一旦脱离了对社会现状的调查研究、体察思考，总不免是跛足的，最终只能悟得一声"读书误我"的长叹。

《读书》杂志载有吴兴明先生的一篇文章中有这样一段妙论："常常在某些特定的文化圈跟着自然生命的演进一代一代地遗传。这种遗传方式使内在的文化精神比外在文化的知识观念具有远为强大的生命力。比如一个文盲，他不必经过任何知识训练，但是他的举手投足、言谈行为、处事方式可以无一不是此文化中人。他不通过对古代文本的间接领会，而直接受各种习俗、故事、表情乃至于情绪氛围的影响，从而在亚文化圈内经过自然生命之习欲浸染的方式来养成一种独特的智慧。由于他对谋略文化的内在气质不是通过理性研讨来达到认同，而是通过自然习俗来长成的，其达于骨髓的程度甚至可以比文人还深入百倍。"

说"人生识字糊涂始"的，说"若个书生万户侯"的，都不仅仅是牢骚，而是对读书所带来的坏处那一面的觉悟和触摸。到了今天，无非是应该使现代人活得更清醒、更自觉罢了。

说到底，学习和实践，读万卷书和行万里路，两个方面，缺一不可，还是一个老话题。

读书的好处就不用讲了，明摆着。

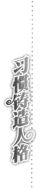

崇尚科学，但不迷信专家

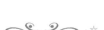

不信科学固然是无知，但将科学变成新的迷信同样是无知。在今天的社会里，原始巫术和封建迷信尚且没有退出历史舞台，不少人又将科学和专家当成新的神供奉起来。

科学成为新的神，是因为在今天的社会生活中科学技术无处不在、无时不有，就像远古时代万物为神一样，科学也经历了一个向自然和人类生活渗透的过程，不仅视听娱乐、衣食住行有科学，连抽水马桶上也使用了电子控制技术。这既是社会进步的过程，也是造神的过程。越来越多的人成为只会听从科学指令的"傻瓜人"，不仅把恋爱、婚姻介绍交给了电脑，而且何时怀孕、该吃什么、不能吃什么也全听专家的。为了防癌，吃完腊肉还要吃一把药丸子，似乎人的生老病死等一切都要交由科学来决定。

在临床咨询中，亦可见一些患者将专家的话（实际上不过是从报纸上看来的，或道听途说的一些不完全的知识或研究）当作教条或金科玉律。他们是"药物万能"的信徒，他们热衷于试用最新的和进口的所谓特效药物，他们将新的科学技术和专家当作救命恩人，而对自己可以掌控的心理因素和行为因素在疾病发生中的重要作用却视而不见，因为那意味着自己应对疾病的发生承担一些责任，而这正是他们所不愿意接受的。

相信科学、依赖专家并非不好，问题是科学是由人创造的，技术只是人精神的外化，人不应成为科学的奴隶！科学在人类社会中并非至上、至大的，因为除此之外，还有文化、心理、人道主义和其他大量与科学等价齐观的东西或不能被科学化的东西。科学也并不只是产生实用的技术，还培育科学精神，而科学精神的可贵之处就在于它宣称科学永无止境，科学永不称霸，科学绝不迷信权威。

事实上，当今报纸杂志上刊登的不少自称是科学研究的观点经常自相矛盾，夸大其词，出尔反尔。例如，维生素 C 在很长的时间内一直被认为是一种几乎只有益处而没有副作用的药物，不仅在治疗许多疾病时被广泛使用，而且几乎被当作保健品来使用。可是最近有报道说，过多地服用维生素 C 很可能会增加患心脏病的可能性。关于 X 线的使用和许多新药物的推广都经历了类似的肯定与否定的过程，这正印证了庄子的那句话："方可方不可，方不可方可。因是因非，因非因是。"（《齐物论》）意即刚刚被肯定的随即又会被否定，刚刚被否定的随即又会被肯定；有人认为是正确的，也有人认为是错误的；有人认为是错误的，也有人认为是正确的。因此，聪明的人不以简单的正误是非标准来判断事物和决定行动，而是观照事物的本质，顺应事物自身的本来情态。

世界上的任何事物没有不存在对立面的，它们都是对立统一的整体。此与彼、是与非，都是相互依存的，如果固执于将其一端作为标准，那么就是成见或偏见了。虽然我们不必赞成道家那种有先进的工具也不使用，使人返回到结绳记事时代的观点，但他们主张人要活得自然、淳朴点的观点还是可取的。

生活要讲究科学，科学也要融入生活，但人永远不要做科学的奴隶！专家的意见应该得到尊重，但我们不应做专家意见的应

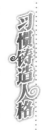

声虫。生活经验要靠自己积累，生活的道路要由自己去走。

 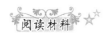

专家，专家

◎ 诚然谷

这个时代，是个专家盛行的时代。在美国，这也是个广播电视、新闻媒体造就的一个"名人狂"的时代。

大家都爱听专家有什么话要说，于是专家们也乐得一有机会就抛头露面。

当年，专家把美国从经济大恐慌中救出来；专家大概也教美国战胜了二次世界大战。专家发明尼龙、大头针、人造心脏，也使人类能比声音飞得快。

在这行行出状元的社会里，状元无形中也就变成人人梦寐以求的目标。财富、名望、权力和一个人或团体的专业程度有密切关系。

曾几何时，专家逐渐充斥市场，真假莫辨。

人类文明突飞猛进的结果，使越后来的人越难凭三两个小主意，而造成什么新突破、新发明或开创新局面。然而专家的产量并没有锐减。从新闻媒体上看，专家露面的机会反而好像越来越频繁。

也许我们应该庆幸，老是有那么多的人，那么锲而不舍地在使自己成为专家。

就拿我一个朋友麦可·坚生为例吧。

他是约翰·霍金斯大学的医学博士，除了曾开诊所行医外，还在美国各有名的医学及心理研究中心担任主任或顾问。世界心理医学尖端会议，他都必然列名，必然发表新研究报告。

七八年前，麦可的研究主题转到睡眠和梦。

他首先发表的结论是，人睡觉时最好采取仰天而躺的姿势。他说那对循环呼吸什么的都恰当，也不容易产生噩梦。

我不能免俗，喜欢听专家的话，他的结论登在《时代》杂志上，非同小可，何况又吻合中国人相信的大字睡姿必有帝王之相的说法。所以我就每夜朝天睡了半年。

半年后，麦可·坚生在《大众心理》杂志上发表新的发现和实验报告。这次他说，最理想的睡姿，是侧身。而且右侧比左侧好，除非你的心脏在右边。该文洋洋洒洒，附图表、统计和哈佛大学跟他合作的研究人员简历。

我横竖已睡腻了仰天姿势，于是依建议，改成右侧姿。

没多久，在《心理研究》学刊上，就有不同意见的专家开始保卫"仰天派"的说法。《大众心理》杂志过两期，又登出加州大学心理研究室十二年来研究的另一种结果，形成势力强大的"爬睡派"。

这些专家的学历、经历都不可轻视，同麦可比起来，有时更要具权威性，什么执世界牛耳的啦，首创"梦理实验法"的啦……于是我在睡累了侧姿后，就改成爬姿，把那睡烦了，又改回仰天姿。

我的计划是，每次按月更换姿势，以不悖逆任何专家的指示。

麦可·坚生如果不是他那一行中的状元，至少他是极勤奋的。两年前，他在联合几所大学的实验室，完成了一项重要研究后，向世界发表他关于睡眠的新结论。

这回，他推翻了前人所有的说法，坚持人类其实是不需要睡眠的。睡眠是习惯，是消遣，因为人如果不睡觉，就不知道如何打发天黑后那漫长时间。从生理观点来说，睡眠不像吃、喝那样

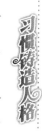

的必需。

当然，那篇大作，也是满附图表和统计表。

我对专家是恭敬的。所以，也尝试采取麦可"不睡派"的主张。

这回我的眼皮子不大合作。几个星期下来，有人说我走路像僵尸；上司也把我叫去好几回，问我家人都好吗，他是不是有什么地方可帮忙的。

有一回出差经过加州，跑去麦可家，那家伙居然在睡大觉，而且是在大白天！等他被电铃吵醒来开门，我自己就觉得怪怪的，整个访问，我变得有些心不在焉，不晓得他是不是察觉到。

好在我在睡觉方面还是依旧轮流采用各家说法。否则如果专用了麦可的"不睡派"，那回同他见面，怕要真的对他不礼貌起来。

生活各层面，我们和专家们的关系，多少有点像这样子。很多事物都太神秘，太繁复，没有专家，我们就会完全迷失了。有了专家，而专家们又各竞短长，那我们就要靠自己的人生哲学来作选择。

好几年前，美国吸大麻烟的风气如火如荼。医学界为了解大麻烟对人体及神经、心理的影响，不知花了多少研究费用，结果一堆专家说它会使人反应迟钝、不务实际、不负责任；另一堆专家则坚持它使人放松，减少竞争杀伐的戾气，对肺无害，又不叫人上瘾，比香烟还安全。

两个阵营中都有鼎鼎大名的权威作中坚，不分上下。

于是，社会、法律之间只好把吸大麻作为一个道德问题处理。你吸大麻，于你身心有害无益，没人知道，可是你就不会被正统接受。

靠薪金而活，稍积两个钱，我就希望能让它成长，为小孩将来的大学教育费用准备，所以偶然在股票市场小做买卖。

股票市场既难了解，更难预测。其中要说学问也是专家才能精通。我选了两份最有名望的投资周讯之类的刊物，心想着小孩，咬牙切齿付了昂贵的订费。

每周二我总兴冲冲地打开信箱，忠实地展读那两份投资通讯上股市专家的建议，只要在我财力范围内，我尽量照办。

听起来好像我每个礼拜都会活跃地买卖股票，大赚其钱，实情却正相反。

一方面，我总是赚一点又赔一点，到头来能不吃大亏已很庆幸；另一方面，绝大部分的时间，我什么行动都没有。因为，在第一个刊物上的专家鼓励大家赶快把积蓄都转换成股票的当儿，第二个刊物常常又在警告大众，能卖的股票，最好立即抛手。

这样一正一反，你说我相信谁？

上个礼拜，我把两份周刊都退掉了。有时候，自由自在地采取行动，还比较落得清静和心安。

在吃的方面，情形自然又不同。

我这个人酷爱健康（其实，有谁是酷爱生病的？），对有关健康和吃食的专家意见，从来都比较注意和遵守。

美国人有一说法，你吃什么就会成什么。中国人也相信，所以猪脑、蛇胆、熊掌、鸭脚却大嚼不惭。但是，专家时代一到来，比较没有自信心的人就再也没有清静日子过。

好，我禁止自己吸烟、酗酒，也不准吃糖。

肥的东西对心脏不好，炒菜也别用太多油。

烤的不可多吃，因为碳质可致癌。

《时代》杂志以一专期来讨伐食盐之为大害。

炸的对肝不好；干藏、腌的、霉的……对胃对肠都危险。

以淀粉质为主的吃食（比如吃不起菜，只能光吃米饭），先有专家说对身体不好，应多吃蛋白质；近两年来又有专家发现，充满淀粉的吃食才是健康长生之道。于是不管什么五谷制出来的

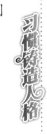

各色饼、糕，忽然又流行起来。

有专家一直告诉我们，吃饭要定时定量。也有专家告诉我们，饿了就吃，不饿就不吃，才是真理。

这么些年来，在专家们的指示中折腾了好半天，我吃东西的内容和方式，日渐简化；最后，我吃得酷似一头牛。

我饿了才吃，吃也只吃青的蔬菜，不用油，不加盐、糖、酒等损身之物。而且我咬得奇慢，务要食物给磨得稀烂，才肯下咽。其他一概谢绝进口。

健康何价。

在美国，健康几乎是一切的本钱。所有的专家都在那目标上下功夫。

不健康了，就没人理你。在这个人人为己的社会，不健康了，真就不如死了。光那样刻苦地像牛般吃东西还不够呢，专家们都说我们还得每天跑二十公里路。自认逊色的，也要跑个一两公里。

所以，我不但吃像牛，而且也像牛那样喘气。

不过，去年夏天，我终于得到解放。

那也要归功佛罗里达州立大学的一位专家。他说，根据他多年实验的结果，一个人吃什么东西，和癌的起因没有一点关联。

这简直是个革命性的宣言！

我赶紧把我的"食戒"笔记拿出来。里头我记载了专家们警告不可吃的所有东西和其医学上的原因。举凡有"癌"字的，我都用红笔画个大叉，表示已可通行。

现在我吃豆腐乳、冰淇淋、牛肉干、烤猪排，眼睛一眨也不眨，毫不惭愧。

专家多了之后，于我们既方便，也不方便。要力行专家所言，有时顶不方便。可是，家家言论不一，风水总有转过头，给我们从不方便中解脱出来的机会。

专家也有走火入魔的。美国家庭中58%饲养猫狗鸟鱼之类的宠物。于是这方面的专家也盛行起来。

宾州大学去年开国际宠物学术会议，从 14 个国家来了四百四十多个专家，其中包括动物行为博士、人类学教授、心理学泰斗、人兽关系专家……不一而足。

其发表的论文题材，有些研究"提早人猫交流对彼此依存关系的影响"（不拍的猫变得傲慢，常拍的则变可爱），"狗性格与其主人道德感的关系"（养良狗的青少年，暴力倾向减低），"猪与狗：与人际关系的比较学"。

心理学家爱引用 20 年来怎样发现以宠物协助心理治疗的效力，说有心脏病的住院病人，有狗作陪的死亡率只有 6%，没有的死亡率赫然是 44%。

其他的统计又指出，以宠物来镇静有犯罪倾向的精神病患者，或监狱犯人，有特别的效果。

不过，有一次桑昆丁监狱真的就让犯人养野猫。结果，不但紧张的气氛没有缓和，跳蚤、虱子和冲鼻的气味也弄得整个监狱鸡犬不宁。

我们要尊敬专家，但是怎么样还是不能把他们当神祇。

又一项统计，三分之一的宠物主人，把其宠物当成唯一的知己。18% 在宠物死亡后，无法面对生活。

由此，广大兽医院又应需要产生了一种新的专家，专门给人治疗"兽死人唏嘘"的心理问题。两年来病例不下两三百宗。

我们是需要专家的。一个朋友的朋友经常头痛，跑去找医生，照 X 光，医生说脑中有块铝片，大约是食物中铝质太多，在脑中日积月累而成。于是才晓得回家去把所有铝质的烹调器皿，包括大同电锅，全给扔掉。

专家不光解决生活中的问题，而且今日多少工商各业的大成就也是维系在这专家精神上的。录影机、可口可乐、麦当劳、镭射线、换肝手术……举不完的例子。

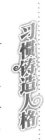

专家虽然多，我还是觉得人类对生灵万物所知道的实在太少。不错，文明的动力要靠专家，专家却不能不保持一点谦虚。他们若把所知的一点当成更大的真理来宣讲，则偶会有蛊惑众人的危险。

老百姓是脆弱的。每天忠实读报，或盯着电视瞧的人们，对于专家名流的言论不一定都有取舍和辨真伪的能力。专家面对百姓，其不表于言的社会责任是蛮大的。

喔，别忘了最近一道不能吃的菜，鸡肾。它里头含有镉。让我也暂充专家跟你讲解一下：这种金属虽然在空气和水中也找得到，不过它主要是用于制造干电池、电视荧光幕、墨水、玻璃和纸。美国联邦政府宣布它会导致癌症。

越老的鸡肾含镉越多，美国鸡宰场都不喜欢政府这个发现。在清洗鸡杂时，他们就得加一道除去肾脏的手续。

人不吃的肾是不是就能供给制造猫狗食品用呢？啊不，宠物专家们群声反对。

这就叫人操心起来了。镉是有毒的金属，公共健康部长说，我们把它埋在哪里是好？怎么样处理那些鸡肾，才不至于叫我们环境保护局的专家们抗议，出来调查……

有时候，专家之间也会给彼此带来不小的烦恼呢！

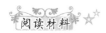
阅读材料

无所不专的专家

◎ 邹韬奋

天下无万能的人，也很少一无所能的人（除非自己糟蹋掉），倘知各就自己天赋能力的大小及趋向，加以培植，加以修养，加以学力，加以经验，各自用得其当，就所专攻的学识经验以从事专业而贡献于社会，在己则能使固有之天才获得最大限度之发展，在社会则能因此而获得最大限度的裨益，此专家之所以可贵。

但在我国往往产生许多无所不专的专家。试略回想从前的政界，有人今日做司法部长，隔几日时可以做教育总长，再隔几时又可以做内务总长……各部的什么长，在名称上似乎是各有所专，在别国要是选各有所长的专门人才充任，在我国则凡是做了大官的人就无所不可做，这是无所不专的官僚专家，到现在此种风气还是不免；这种风气之所由来，当然有很深远的历史背景。我国从前虽有所谓士农工商，但农工商是够不上受人尊崇的，只有"士"是受人尊崇的，所以一钻入私塾，就可听见什么"唯有读书高"的声浪，而所谓"士"者即是无所不专的专家，只要读过四书五经，什么事都可以干！"相"是文的，"将"是武的，而读书人却可以"出将入相"，到了外面可以做将，一到了里面就可以一变成为相！医生原是一种很专门的事业，但在"医"字之上却加一个"儒"字，称为"儒医"，儒者是读书人也，于是读书人不但可以"出将入相"，又可以往旁路一钻而做"医"！

到了现在，环境虽不无一部分的变异，而这种深入人心的"遗风余韵"还暗中滋生着，于是往往虽受有专门的教育，而却不安其分，不去专其所为，却喜欢搞出无所不专的虚浮的花样来，在社会上瞎混！有某君在文学上有了努力，并得到相当的名誉，却抛弃了他的特长和已往的经验而分心于别的不相干的事情。有某君在教育上有过相当的学识经验，不从这方面有所译述，忽然乱七八糟地发表些经济学上的译著、法学上的译著、政治学上的译著，反给真正有研究的人批评得焦头烂额。诸如此类的不经济的行为，不但于社会上有害无益，而且把本人所固有的

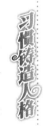

多少天赋，也随之埋没，未免可惜。

最好笑的是本国产生了骛外虚浮的无所不专的专家，遇有外国的专家到了，往往也用这样的态度来对他。例如美国的克伯屈博士，他固然是美国教育界的名宿，但他的特殊贡献是在"教育法原理"，不是包办教育上的一切；而到了中国之后，我国的许多大教育家却分列日期，第几日要他讨论大学教育，第几日要他讨论中学教育，第几日要他讨论初等教育，第几日要他讨论职业教育，第几日要他……好像几十代祖宗在教育上未解决的一切问题都要请他来解决一下！我够不上做教育大家，当时未曾列席，不过我看报上发表了这样的日期表，念他未曾做到"中国特产的无所不专的专家"，颇替他担忧。后来在报上看见他对于各日讨论的无所不专的教育问题，所答的话里好几处是说："这个问题，我不敢妄断，你们是要根据中国的特殊情形去解决的。"这不是这位专家"吃瘪"，实在是他未曾做到我国所崇拜的"无所不专的专家"资格！

中国"无所不专的专家"所以遍地皆是，阻碍真正事业的进步，他们本人不自量，无自知之明，及好出风头，固然是自己害自己，而社会却不能辞其咎，因为无论你专了什么，一旦成了什么名人，社会上的人便当你是万能。这里请你做校董，那里请你做董事；你的文章尽管狗屁不通，有人争先恐后地请你做广告；你的字尽管写成鬼样子，有人争先恐后地请你题签；甚至包医花柳病的文序上，也要拉你写一个尊姓大名！

无所不能的人实在是一无所能，无所不专的专家实在是一无所专，即使有一知半解，也绝难有深入的研究与心得，更说不到对社会有真正实际的贡献，不过把浮薄的虚声，大家骗来骗去罢了。

天下无万能之人，人贵有自知之明，为己身事业计，为社会进步计，这个观念都有认清楚的必要。

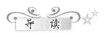

病患的意义

疾病，凡人一生难避免，至于如何面对它，各人的体验则大不相同。有的人将疾病视为一场灾难，有的人将疾病视为对意志的考验；有的人在病患中只有悲哀和恐惧，而有的人则在疾病中滤出了闲情，学会了娱乐，加深了对人生意义的体会。从某种意义上来说，从一个人对病患的态度和情绪反应中，可以看出他的心理健康的水平。神经症等心理不健康者大多高度关注自己的身体状况，身体意象（body image）消极或扭曲，常有体源性焦虑和患病恐惧（nosophobia）。他们对有关疾病的信息过分敏感，时常担心自己的病患，在衣食住行等生活细节上过分花费心思，结果惶惶不可终日，心神不得安宁。

从心理达观的角度来看，病患是一所伟大和庞大的学校，在这里可以学到很多人生的哲理。

病患提供了一次难得的反思人生的机会和向死而生的演习。古人云："病者众生之良药。"人于病中，暂时解脱了一切操劳，所以能平静沉思，觉知过去的一切争执、烦恼、欢喜都只是幻影。病患，尤其是患危重病症其实就是一场向死而生的考验，它带来痛苦的亲身感受，带来死亡恐惧的阴影，同时带来一场心灵深处的洗礼，使我们更珍惜剩余的人生，淡化功名利禄之心。

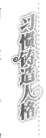

俗语说："病贫知朋友，乱离识爱情。"病患给平日若隐若现的人情世故和感情生活带来了一次检验。有的夫妻因病而更加恩爱体贴，有的则反目成仇或作鸟兽散。在儒家看来，儒门事亲是孝道的基本内容之一，割股疗亲、子尝父母之药，都折射出浓浓的亲情。但也有俗语说："久病床前无孝子。"可见，病患的确是一场最见人心的人际关系考验。

伊索寓言中说："人们的灾祸常成为他的学问。"病患常常促发了当事人对自己身心关系的新体验。存在主义哲学和心理学认为，病患中的个人对自己的躯体以及躯体与自我的关系，将与平时有很不一样的体悟。平时没有太在意的活生生的躯体在病患中被突显出来。健康时，我与我的躯体连为一体，我似乎就是我的躯体；而在患病时，躯体和我之间出现了在意识中的某种程度的分离，躯体一方面内在地属于我，另一方面又属于被他人感知和诊治的客体，它既是"表达"，又是"被表达"。生病时，躯体行动的范围和行动的可能性受到了限制，从而使身体的意象、躯体与周围环境之间的关系、人与人之间的关系等心理生活空间都随之发生了变化。生病时，过去、现在和将来的意义以及时间感和空间感、人生观和世界观也可能随之产生格式塔式的新含义。生病还使平时被我们漠视的躯体成为医学科学研究的对象。总而言之，病患使我们对自己的存在方式的体验发生了改变。①

患病是不可选择的一次有意义的事件，是忙忙碌碌生活的一个逗号和一次休整，面对疾病，无须急躁，无须妄为。俗语说得好，医得病医不得命。疾病的归转并不以人的意志为转移，因此，对待疾病的态度必须自然、豁达。道家经典《冲虚真经·力命篇》中讲述的季梁氏患病的故事，说明达观的态度有助于疾病

---

① [美] S. K. 图姆斯著，邱鸿钟等译：《病患的意义》，青岛：青岛出版社2000年版。

的康复。季梁氏患病，他的儿子请了三位医生为他诊治，第一位医生说他的病是由饥饱不当、贪色纵欲所致，认为可治；第二位医生说他的病主要由遗传禀赋所定，而非一朝一夕所成，病已不能治；第三位医生则说该病患由自然生命所定，药石并无作用。听完医生的分析之后，季梁氏"不以心捐道，不以人助天"（《庄子·大宗师》），不久，季梁氏的病自然而然地痊愈了。由此可见，患病并不可怕，可怕的是人的精神被疾病吓倒。

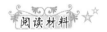

阅读材料

教你生病

◎ 毕淑敏

儿子比我高了。

一天，我看他打蔫，就习惯地摸摸他的头。他猛地一偏脑袋，表示不喜欢被爱抚。但我已在这一瞬的触摸中，知道他在发烧。

"你病了。"我说。"噢，这感觉就是病了。我还以为我是睡觉少了呢。妈妈，我该吃点什么药？"他问。

孩子一向很少患病，居然连得病的滋味都忘了。我刚想到家里专储药品的柜里找体温表，突然怔住。因为我当过许多年的医生，孩子有病，一般都是自己在家就治了。他几乎没有去过医院。

"你都这么大了，你得学会生病。"我说。"生病还得学吗？这不是已经病了吗？"他大吃一惊。"我的意思是你必须学会生病以后怎么办。"我说。

"我早就知道生病以后该怎么办。找你。"他成竹在胸。"假

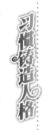

习惯铸造人格

如我不在呢?""那我就打电话找你。""假如……你终于找不到我呢?""那我就……就找我爸。"

也许这样逼问一个生病的孩子是一种残忍。但我知道总有一天他必须独立面对疾病。既然我是母亲,就应该及早教会他生病。

"假如你最终也找不到你爸呢?""那我就忍着。你们早晚反正会回家。"儿子说。"有些病是不能忍的,早一分钟是一分钟。得了病以后最应该做的事是上医院。""妈妈,你的意思是让我今天独自去医院看病?"他说。虽然在病中,孩子依然聪敏。"正是。"我咬着牙说,生怕自己会改变主意。"那好吧……"他扶着脑门说,不知是虚弱还是思考。"你到外面去'打的',然后到××医院。先挂号,记住,要买一个本……"我说。"什么本?"他不解。"就是病历本。然后到内科,先到分号台,护士让你到几号诊室你就到几号,坐在门口等。查体温的时候不要把人家的体温表打碎。叫你化验时就到化验室去,要先划价,后交费。等化验结果的时候,要竖起耳朵,不要叫到了你的名字没听清……"我喋喋不休地指教着。"妈妈,你不要说了。"儿子沙哑着嗓子说。

我的心立刻软了。是啊,孩子毕竟是孩子,而且是病中的孩子。我拉起他滚烫的手说:"妈妈这就领着你上医院。"他挣开来,说:"我不是那个意思。我是说我要去找一支笔,把你说的这个过程记下来,我好照办。"

儿子摇摇晃晃地走了。从他刚出门的那一分钟起,我就开始后悔。我想我一定是世界上最狠心的母亲,在孩子有病的时候,不但不帮助他,还给他雪上加霜。我就是想锻炼他,也该领着他一道去,一路上指指点点,让他先有个印象,以后再按图索骥。虽说很可能留不下记忆的痕迹,但来日方长,又何必在意这病中的分分秒秒。

时间艰涩地流动着，像沙漏坠入我忐忑不安的心房。两个小时过去了，儿子还没有回来。我虽然知道医院是一个缓慢的地方，心还是疼痛地收缩成一团。

虽然我几乎可以毫无疑义地判定儿子患的只是普通的感冒，如果寻找什么适宜做看病锻炼的病种，这是最好的选择，但我还是深深地谴责自己。假如事情重来一遍，我再也不教他独自去看病。万一他以后遇到独自生病的时候，一切再说吧。我只要这一刻他在我身边！

终于，走廊上响起了熟悉的脚步声，只是较平日有些拖沓。我开了门，倚在门上。

"我已经学会了看病。打了退烧针，现在我已经好多了。这真是件挺麻烦的事。不过，也没有什么。"儿子骄傲地宣布，又补充说，"你让我记的那张纸，有的地方顺序不对。"

我看着他，勇气又渐渐回到心里。我知道自己将要不断地磨炼他，在这个过程中，也磨炼自己。

孩子，不要埋怨我在你生病时的冷漠。总有一天，你要离我远去，独自面对包括生病在内的许多苦难。我预先能帮助你的，就是向你口授一张路线图。它也许不那么准确，但聊胜于无。

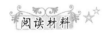
阅读材料

赞 病

◎ 施蛰存

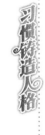
习惯铸造人格

小时候，我也正如一般的学童一样，常常喜欢托病逃学。最普通而容易假装的大概总不外乎头痛、腹痛这些病。一生了病，除了可以得到一天堂皇的逃学外，还可以得到许多额外的小食。

云片糕、半梅、摩尔登糖，这些东西都曾经是我小时候病榻上的恩物。不过，这种托病逃学也有一个不利之处，那就是得吃药。母亲常常会从床下的药箱里取出一块神曲或午时茶，或到厨房里去切了几片干姜，煎着浓浓的汤来强迫我灌下去；倘若我所装的是腹痛病的话，她有时还得着女仆到药铺里去买些皮硝来，给我压在肚子上。在这方面，我倒有些畏惮。所以有好多次，我虽然曾经因为想逃学，想多得一些小食而托病，可是又因为害怕着那些苦汁和冷湿的消食药而取消了我自己的动机。

在童年时候是生病时少，托病时多；在弱冠时候，是以为生病尚且可耻，遑论托病；到了现在，屏除丝竹入中年，又不幸而撄了淹缠的胃病；一年三百六十日，倒是生病的日子多而健康的日子少了。于是，在这样的情形中，我初次地经验到了生病的几点值得礼赞的地方。

现在不像小时候那样了——也许这是因为我的病就在胃的缘故罢——我现在生病的时候倒不大想吃，我以为卧病在床，第一的愉快是可以妄想。自从踏进社会，为生活之故而小心翼翼地捧住职业以后，人是变得那么的机械，那么的单调，连一点妄想的闲空也没有了。然而我的妄想癖是从小就深种着的。唯有在发病的日子，上自父母，下至妻子，外及同事都承认我可以抛弃一天的工作，而躺在床上纳福，于是这一天就是我的法定的妄想期了。我倚着垫高的枕，抽着烟——我不懂医生为什么不禁止我抽烟呢，我想，烟对于我的病一定会有坏处的，然而倘若他真的禁止起我抽烟来，我恐怕未必会像依从他别的劝告那样地遵守罢。你如果知道一个耽于妄想的人与烟的关系如何密切，就能够明白了。所以，我现在抽着较好的烟，譬如那 "They are mild" 的"吉士牌"之类的东西，至少也是一种消极的治疗法。我看着烟云在空中袅袅地升腾着。我很慨叹我不能像张天翼先生那样把烟喷成一个个的圆圈儿，让它们在空中滚着。于是我的没端倪的思想就会跟着那些烟云蔓延着，消隐着，又显现着。我有许多文章都从这种病榻上的妄想中产生出来的，譬如我的小说《魔道》，就几乎是这种妄想的最好的成绩。

生病又能够使我感到人类的很精微的同情心。本来，在小时候托病的日子，母亲的那种忧愁和匆忙的情形，就应该使我深感了，可是我那时目的在逃学与多吃，而且我的迟钝的神经似乎也不会感受到这些。现在，我却分明地觉得一切的人对于我的同情心，是会得跟着我的病而深起来的。母亲的自言自语的祈祷，父亲在客堂里绕室巡行，妻坐在床头料量汤药，沉静得有一种异常庄肃的颜色，孩子们一走进房门，看见了他们的母亲的摇手示意，便做出一种可笑的鬼鬼祟祟的姿势，蹑足地退了出去。同事和朋友们来探望时也似乎比平常更显得亲热，好像每个人都是肯自告奋勇来医好我的样子，倘若他们有这个本领。

这种精微的同情心的享受，使我在健康的日常生活中，每常感觉到人生的孤寂的时候，便渴望着再发一次病来重新获得它们。有一位厌世的朋友曾经嘲笑过我，他告诉我这些都是假的。我想，即使是假的，也总比没有好些。

此外，对于我这样贫寒的生活，生病有时也是在发生经济恐慌的时候的一种最好的避难法。当我额角上流着冷汗，胸胁胀痛得嘴唇都惨白了的时候，即使钱囊里已没有了最后一个银币，或瓦缸里已没有了最后一粒米，妻也不会像平时那样地来诉说的，她会自己去想方法；或者，当她实在没有办法的时候，不得已而来对我说，我也可以很容易地凭着一个便条而向朋友中去告贷，这是从来不会失望的。不过，这种情形，在良心上似乎总好像有点对人家不起，所以，不是在真的病倒了的时候，我不愿意采取这种方法。

然而为了耽于妄想及享受同情这两个欲望，我至今也还如小时候企图逃学一样，喜欢"借病"。"借病"这个名词是我自己

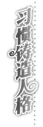

创造的，那意思是本来有点病，然而还不至于必须卧床不出，但我却夸张地僵卧着了。因为毕竟是个成年人了，本来无病而托病，终究有点不好意思，虽然心里未始不想再来一下。

贾宝玉是个多愁多病身，据我想象起来，"多愁"似乎不会有什么趣味，虽然诗词中常常有愁的赞美，然而一个人如果真是镇日价摆着一副忧愁眉眼，也反而觉得滑稽了。至于"多病"，从我这样的经验去体会起来，我是赞成的。不过贾宝玉对于他的"多病"作何感想，那可不得而知了。

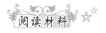
阅读材料

小 病

◎ 老 舍

大病往往离死太近，一想便寒心，总以不患为是。即使承认病死比杀头活埋剥皮等死法光荣些，到底好死不如歹活着。半死不活的味道使盖世的英雄泪下如涌呀。拿死吓唬任何生物是不人道的。大病专会这么吓唬人，理当回避，假若不能扫除净尽。

可是小病便当另作一说了。山上的和尚思凡，比城里的学生要厉害许多。同样，楚霸王不害病则没得可说，一病便了不得。生活是种律动，须有光有影，有左有右，有晴有雨；滋味就含在这变而不猛的曲折里。微微暗些，然后再明起来，则暗得有趣，而明乃更明；且至明过了度，忽然烧断，如百烛电灯泡然。这个，照直了说，便是小病的作用。常患些小病是必要的。

所谓小病，是在两种小药的能力圈内，阿司匹林与清瘟解毒九是也。这两种药所不治的病，顶好快去请大夫，或者立下遗嘱，备下棺材，也无所不可，咱们现在讲的是自己能当大夫的

"小"病。这种小病，平均每个半月犯一次就挺合适。一年四季，平均犯八次小病，大概不会再患什么重病了。自然也有爱患完小病再患大病的人，那是个人的自由，不在话下。

咱们说的这类小病很有趣。健康是幸福，生活要趣味。所以应当讲说一番：

小病可以增高个人的身份。不管一家大小是靠你吃饭，还是你白吃他们，日久天长，大家总会对你冷淡。假若你是挣钱的，你越尽责，人们越挑眼，好像你是条黄狗，见谁都得连忙摆尾；一尾没摆到，即使不便明言，也暗中唾你几口。不大离的你必得病一回，必得！早晨起来，哎呀，头疼！买清瘟解毒丸去，还是阿司匹林吗？不在乎要什么，要的是这个声势，狗的地位提高了不知多少。连懂点事的孩子也要闭眼想想了——这棵树可是倒不得呀！你在这时节可以发散发散狗的苦闷了，卫生的要术。你若是个白吃饭的，这个方法也一样灵验。特别是妈妈与老嫂子，一见你真需要阿司匹林，她们会知道你没得到你所应得的尊敬，必能设法安慰你：去听听戏，或带着孩子们看电影去吧？她们诚意地向你商量，本来你的病是吃小药饼或看电影都可以治好的，可是你的身份高多了呢。在朋友中，社会中，光景也与此略同。

此外，小病两日而能自己治好，是种精神的胜利。人就是别投降给大夫。无论国医西医，一律招惹不得。头疼而去找西医，他因不能断症——你的病本来不算什么——一定嘱告你住院，而后详加检验，发现了你的小脚趾头不是好东西，非割去不可。十天之后，头疼确是好了，可是足指剩了九个。国医文明一些，不提小脚趾头这一层，而说你气虚，一开便是二十味药，他越摸不清你的脉，越多开药，意在把病吓跑。就是不找大夫。预防大病来临，时时以小病发散之，而小病自己会治，这就等于"吃了萝卜喝热茶，气得大夫满街爬"！

有宜注意者：不当害这种病时，别害。头疼，大则失去一个

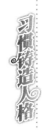

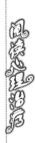

王位，小则能惹出是非。设个小比方：长官约你陪客，你说头疼不去，其结果有不易消化者。怎样利用小病，需在全部生活艺术中搜求出来。看清机会，而后一想象，乃由无病而有病，利莫大焉。

这个，从实际上看，社会上只有一部分人能享受，差不多是一种雅好的奢侈。可是，在一个理想国里，人人都应该有这个自由与享受。自然，在理想国内也许有更好的办法；不过，什么办法也不及这个浪漫，这是小品病。

修身养性如培菊

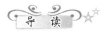

导 读

菊有野菊和人工栽培盆菊之分，其美有天工与人工之别。与娇柔的人工栽培的庭院菊花相比，那些生长在山野田舍篱笆下，自然潇洒、生机勃发的野菊花，更具有端雅庄重、温而不炽的生命热情，具有寓劲节于恬淡的气度，具有不肯虚增一分俗艳、浪博一声妄赞，更不容人亵玩轻侮的性格。唐代诗人元稹有诗赞菊："秋丛绕舍似陶家，遍绕篱边日渐斜。不是花中偏爱菊，此花开尽更无花。"（《菊花》）菊在秋季里开得最晚、谢得最迟，是群花争艳的压轴戏。

关于人工栽培之菊，清代文人李渔在《闲情偶寄》中对老圃种菊与儒士修身治业有一比较。菊与牡丹、芍药相比，后两者全仗天工，而菊之美全仗人力。防燥、滤湿、摘头、掐叶、删减花蕊、接枝、杀虫、避雨防霜等，园丁无一刻之暇。如果一个人能以种菊之勤、之恒来专心自己的事业，何虑不能成功？不少人爱身爱名之心，却远不如老圃之爱菊。

各位神经症患者不妨以李渔之喻对照检查一下自己，这是有所启发的。精神分析学家弗洛姆认为，神经症患者因为害怕被别人轻视，往往对功名权利有病态的需求。他们以为权力是自己免于被伤害的最好的保护伞，但他们并不愿意为此付出辛勤的、脚

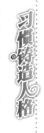

踏实地的努力，而只是具有焦虑不安的"壮志"。

孔子曰："君子不器。"（《论语·为政》）意思是说君子不能像某种器具一样只有一种用途，君子应有菊的本领：苗可以做菜，花可以当药，囊可以为枕，酿可以饮。菊有五美：谓园华高悬，准天极也；纯黄不杂，后土色也；早植晚登，君子德也；冒霜吐颖，项劲直也；杯中体轻，神仙食也。菊浑身是宝却不骄不躁，可谓真君子。

想学菊之品格者，不妨像陶渊明一样植菊于庭院或盆中，精心照料如敬业，待到秋时再赏其芳姿，思其品格，反省自己。

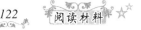 阅读材料 ★

菊 说

◎ 蔡碧航

我爱秋天，是因为有菊的缘故。

秋天，有着嶙峋风骨的落叶乔木，把冷灰的天空撑得格外高远。视野开阔了，心境舒爽了，再加上芦白枫红，以及一簇簇、一丛丛艳艳菊黄，简单明净的色彩，让人眼睛不觉为之灿亮。

有时候，真觉得自己十足是个时间的过客，漫不经心地穿越季节的回廊，无视于春天的群芳吐艳，夏日的浓丽馥郁，对什么景致都不曾认真地经心，心灵仿佛有所期待，却又未明所以。

直等到溽暑远去，秋意初透，五官便立即灵敏活跃了起来。鼻子捕捉风里稻的清香果的芬芳，眼睛目不暇接地迎接金黄淡紫，耳朵盈满秋声虫鸣，心灵也如达到了一个清平畅适的境界。

篱下的小雏菊，早在秋天刚起的时候就已开了。那一篱丝瓜，在夏天时繁盛茂密的黄花阔叶，已经枯干败落，萎萎瑟瑟地披垂着，还没来得及清除下来，小雏菊已经迫不及待地在枯枝败叶间探出头，浅笑盈盈地迎风招展了。

暮春时节种下的一畦黄菊、一畦白菊，整整齐齐地各成两路纵队排过去，都已经绽蕾含苞，将来开放了必然会有一番"沙场秋点兵"的豪壮气派。很多人种菊，都喜欢把它养成盆植，讲究鼎式栽培，一定要把多余的枝梗蓓蕾摘去，一株只留三朵五朵，育成之后，高低有致，硕大饱满，必须竹枝铁线支撑，恰像被固定了姿态的模特儿，看着总有太多的不自然、不舒坦，菊的孤傲之气、拔俗之姿，也显得千篇一律了。

我喜欢看秋菊自然潇洒、生气勃发的样子，有时审视着密如麻点、占满枝枝节节的春蕾，也想掐去一些，化繁为简，留得一枝独秀；然而隐在内心深处的妇人之仁总是适时油然而生，觉得无论摘去哪一枚都要心痛，仿佛听见了小蓓蕾的嘤嘤哭疼，只好纵容她们横生乱长，恣情任性随意开放。

其实，若不以一己的偏见来界说，菊花真是宜瘦宜肥，不论一枝独秀或成群开放，都有其可赏之姿。尤其难得的是花与叶都让人喜欢，一幅古意盎然的菊图，我最爱的便是那些疏密有致的枝叶，浓淡的墨色，写出了菊的高逸，流露出隐士一般超然隽冷的气质。

菊的确是群芳中的隐士，只合开放在山野田舍间。如果要范围住一园高逸，最好是木栅短篱，在篱荫树影下，在竹篱茅舍旁，益显菊花的隐逸高洁。而不宜矗立起水泥柱，堆砌起洋灰墙，否则一园清趣，都要减色了。

很多花都可用"灿烂娇艳"来形容，她们开得缤纷热闹，开得浪漫伧俗。唯有菊花开得端雅庄重，有一种温而不炽的生命热情，也有一种寓劲节于恬淡的气度，不肯虚增一分俗艳，不肯浪博一声妄赞，更不容人亵玩轻侮。

世人爱菊，虽不分今古，但是感觉古人要心痴些。骚人墨客

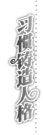

艺菊赏菊，写菊咏菊，重阳的菊酒菊宴，以菊瓣酿酒和菜而食，是渴盼涤洗心胸，让卑浊的臭皮囊多少也能有一些菊的冰姿吧？

今人爱菊，却沾惹了浓厚的商场气息。菊花"不随百草出，能后百花荣"，是秋天寂寂花市里的宠儿，送礼馈赠，人情往来，甚至庆生送死，竟也要菊花折节以就，渊明有知，岂能不悲？

最恨的是贪利的花贾，用一袭黑布伪装长夜，骗得花魂焦急地挣出郁郁花黄。可怜她只牢记长夏过尽，昼短夜长，就该她出现在季节的舞台上了，却未料秋天竟会变得如此漫长，长得令她不知道什么时候才能停止孕蕾含苞，停止呕心沥血的绽放，好好地歇一口气呢？

虽然菊事不再匆匆一秋，俯仰即过，一年四季均有菊可赏，但是我总觉得在春色撩人的春天，或溽暑袭人的夏季，绝没有那种闲情逸趣来品赏菊花。

我喜欢在沁寒冷冽的秋晨赏菊。挺拔的菊姿，清芬挹露，不因夜来风霜而萎顿，清丽的花容，犹留有昨夜的一滴清露。

我也爱在秋日黄昏，氤氲的流霞辉映下欣赏雏菊。

曾经读过陈幸蕙的一篇散文，她说雏菊就像一群可爱的小姐妹，舒展圆裙，携手坐在草坪上说话儿。

以后每见雏菊，就越看越像那个样儿。一群小姑娘簇拥在秋阳下的草地上，天真烂漫地娇笑着、嬉游着。风静时，感觉她们一本正经地端坐，说不出的淘气样儿，仿佛有强忍住的笑声，立刻就要爆炸开来。风起了，她们就手舞足蹈，嘻嚷喧闹个没完。

尤其走过乡下人家的矮篱外，看见白色或黄色的雏菊，成丛开放在疏篱边或斑驳的红砖土墙下，就仿佛在街角巷弄，措手不及地遇上一群淘气爱笑的稚童，久不扬波的心湖，不禁为之一喜一惊，余波荡漾无已！

有一个秋日，专程去园艺中心赏菊。一簇炫目金黄从悬垂的花钵奔泻而下，百余朵金色小菊缀成了花的瀑布，更像突然开展的孔雀彩屏，在秋阳映照下，熠熠生辉。如果把它像头纱一般，戴在幸福满盈的新娘头上，不知将会增添多少美丽多情的风姿？

　　细看她的名字是"悬崖菊"，原来她是在悬崖上任性开放的菊花啊！艰困的生存环境，造就了她不同凡响的气质，也培养了她孤芳绝俗的风姿。大概是环境的恶劣不容她选择，她就开更多的花作为无言的抗辩吧？

　　弘一大师也是爱菊的人，他在净峰潜修时，植菊盈畦。秋深将归去，面对着含蕊未吐的菊花，心有所感，便口占了一首志别诗：

　　　　　　我到为种植，
　　　　　　我行花未开。
　　　　　　岂无佳色在，
　　　　　　留待后人来。

　　弘一大师当然不会想到，留下了此绝竟会给我带来永恒的牵挂，秋天来时，我常会不期然地想起那一年的菊花究竟开了没有？山中菊花在故人离去，独自清冷地盛放时会是什么景色呢？是一片菊黄郁金，或是皓皑如雪？

　　想象弘一大师那样雅逸孤绝、冰雪情操的一个人，种的大概是白菊吧？一畦白菊，花开花谢，在那寂寞的山中岁月，又有谁去看了她们？

　　而我，在秋阳下手拈亭亭菊一枝，禅意岂可为君说？

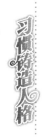

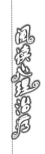

后　记

　　经过几年像工蜂酿蜜似的积累，终于有了几册由散文配制的心理处方，心中长久积聚的一股苦涩和愁绪顿时变成了一种甘甜。我似乎看到了那些为心理病毒侵袭的树木花草在文学春雨的滋润下渐渐长出了有生命力的、带着希望的嫩叶和花蕊。

　　我记得高尔基说过，文学的目的就是要使人高尚起来。我想心理健康的最高目的与文学的追求是殊途同归的。我非常感谢那些写出美文、不经意为我的病人开出心灵处方的文人墨客，他们的睿智和幽默肯定比苦涩的药物更利于开启人的心智。在暖暖的阳光下，斜斜地躺在靠椅上，细细地品味这慢慢道来、娓娓动听的优美词句，那情景、那感觉、那心动，无异于最美的一种享受。

　　我还要衷心地感谢为收集这些美文，帮助文稿校对，查对出处而付出辛勤劳动的亲人和学生；感谢袁冰凌编辑为解决版权和发行问题所作的努力；还要特别感谢那些慕名而来，求医问药的病友们，感谢他们对一个心理医生的无比信任，是他们让我更了解人生百态，感悟人生的真谛。我谨将本书献给我终生爱好阅读的敬爱的父亲、姐姐与兄长，他们是我从小爱好阅读的榜样，献给所有关心和帮助过我的亲朋好友、老师和病友们！

邱鸿钟

丙戌年正月二十八

于羊城白云山鹿鸣湖畔

敬 告 作 者

　　《阅读心理治疗》是一套很有意义的丛书。本丛书所选的文章大多数已通过中华版权代理总公司取得了著作权人的授权，但仍然有部分作者无法联系上。对此我们深表歉意，敬请作者或著作权人予以谅解，并请主动与我们联系稿酬兑付及样书寄送等事宜。

2016 国家执业药师考试
·高频易错考点随身记·

中药学综合知识与技能

主　编　关　枫　高长玉

副主编　刘　磊　王　萍

编　委　（按姓氏笔画排序）

王　萍　王　聪　刘　磊

刘　杰　关　枫　李　微

张成宇　高长玉

中国医药科技出版社

内 容 提 要

本书是"2016 ……师考试高频易错考点随身记"系列之一，由多年从事执业药师考……考试大纲和考试指南，对国家执业药师资格考试历年高频出现的重点、前辅导的专家围……理分明地凝炼、归纳与梳理。本书精心分章节设置了"考点梳理""真题回难点、易错点析""关键点提示"等特色板块，高度覆盖最新版考试指南的高频易错考点。层放"……题辅结合，便于考生记忆与掌握，指导考生有的放矢地高效复习与合理备考。本书具……较强的针对性和实用性，是参加 2016 年国家执业药师资格考试考生的必备复习用书。

图书在版编目（CIP）数据

中药学综合知识与技能／关枫，高长玉主编 . 一北京：中国医药科技出版社，2016.4

2016 国家执业药师考试高频易错考点随身记

ISBN 978-7-5067-8376-7

Ⅰ.①中…　Ⅱ.①关…　②高…　Ⅲ.①中药学—资格考试—自学参考资料　Ⅳ.①R28

中国版本图书馆 CIP 数据核字（2016）第 070007 号

美术编辑　陈君杞

版式设计　麦和文化

出版　中国医药科技出版社

地址　北京市海淀区文慧园北路甲 22 号

邮编　100082

电话　发行：010-62227427　邮购：010-62236938

网址　www. cmstp. com

规格　850×1168mm $^1/_{32}$

印张　8¾

字数　300 千字

版次　2016 年 4 月第 1 版

印次　2016 年 4 月第 1 次印刷

印刷　北京市密东印刷有限公司

经销　全国各地新华书店

书号　ISBN 978-7-5067-8376-7

定价　**29.00 元**

习医用药者，应永远坚守一颗"至精至微、勤勉不倦、如履薄冰、敬畏之心！执业药师是我国公众健康的守护者，执业药师资格制度的核心是保障合格准入药学专业技术人员在药品质量管理、药学服务、药物警戒、中医药学相关专业知识与实践技能等方面具备良好的综合性职业能力，并且能够很好地将其应用于指导药房常规操作、公众用药咨询、药物治疗与合理用药方案优化、健康教育等具体实践工作之中。自 2015 年起，国家执业药师资格考试大纲发生了颠覆性变化，从考试内容、重点要求到考试题型等诸多方面都有非常重大的更新和扩充，更加着重强调理论联系实际，也更加注重和突出药学实践工作、临床用药指导和患者教育，充分体现"以用定考、以用为先"的主导理念，与当今执业药师所肩负的重任相适应，即以保证患者能够安全、有效、合理、规范地用药作为首要目标与准则。

目前市面上关于执业药师资格考试的考前辅导用书琳琅满目，但绝大多数都是卷帙浩繁、洋洋洒洒的"大部头"，使人顿感沉重。然而，"一果熟而晓万物硕，一叶落而知天下秋"！为了帮助各位考生致精微、博广大，顺利通过执业药师这一行业准入考试，能够在未来医药健康领域承担起自己合格的职业角色，我们力邀多年从事执业药师考前辅导的专家、教授组成团队，紧密围绕国家执业药师资格考试新版大纲的要求，密切配合《国家执业药师考试指南》（第七版·2016），精心编写了这套"2016 国家执业药师考试高频易错考点随身记"系列丛书。本套丛书开本小巧、凝练精当、题辅结合，便于随时学习、轻松复习，力求使各位考生达到执简驭繁、见微知著的备考效果。

本套丛书各分册分章节设置了"考点梳理""真题回放""易错题解析""关键点提示"等特色板块，高度覆盖最新版考试指南的高频易错考

师考试指南》（第七版·2016）章节

作为一级标题，直击考试"七寸"，全面

内容，对国家执业药师资格考试历年高频出

易错点进行层次清晰、条理分明地归纳与梳理。

真题回放"紧随"考点梳理"，所选历年真题充分包含高频考点内容，使考生在系统学习之后迅即进入真题考试环境，可有效迅速地调适备考状态。

3."易错题解析"设置在每章全部"考点梳理"之后，编者精心挑选历年易错、难解考题，并配以详尽解析，以帮助考生有的放矢、快速掌握本章节重要知识点和易混淆考试内容。

4."关键点提示"设于每章最后，三言两语、提纲挈领、言简意赅地分条目罗列汇总本章节的关键词与重要考点，提示考生记忆的诀窍与关键点。

在《国家执业药师资格考试大纲》与相应科目《考试指南》大幅变革的第二年，愿更多的考生能够受益于本套丛书，顺利通过考试，取得国家执业药师资格证书，做一名会"用药"、更会"用药治病"的金匮药师，为国家医药学事业贡献力量！在复习备考过程中，如果您有任何意见和建议，欢迎与我们联系，我们的邮箱是 yykj401@163.com。在此，我们预祝各位考生攻破堡垒、一举通关、圆梦 2016！

中国医药科技出版社

2016 年 4 月

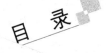

目 录

第四章　民族医药基础知识／115

第五章　常用医学检查指标及其临床意义／126